KAWADE
夢文庫

正しく「鼻呼吸」すれば病気にならない

あなたの、いまの呼吸法は間違っている！

今井一彰

河出書房新社

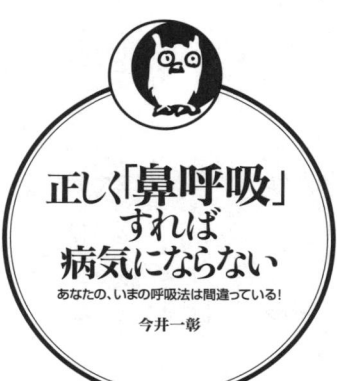

息は、生きるために必要。それも鼻で呼吸することが大切

●まえがき

「息をする」のは、「〝生き〟る」につながります。〝噛《か》む〟は、〝神〟につながるといわれますが、呼吸のほうがさらに大事です。

精神科のことを、英語で「psychiatry」といいますが、これは、「psyche=プシュケ」という、ギリシャ神話に出てくる人名に由来します。「Psyche」には元々、「息」や「霊魂」という意味があります。

息をすることが心や魂と関連づけられていたのです。日本の〈息と生き〉の関係に少し似ているではありませんか。

私たちは、おぎゃーと息を吐いてこの世に生をうけ、最後はスーッと息を引き取って生を終えます。生まれる誕生も死ぬ瞬間も、息によって区切られます。

誕生から死までの間、息を吐いては吸い、吸っては吐いて、生命活動を営

みます。生きているということは息をしているということで、息をしなくなったら死ですから。

けれど、息をするのは自然で当たり前なことであるため、大半の人がふだん、ほとんど意識していません。

私たち人間が息ができるのは鼻と口で、どちらも命の入り口です。しかし、鼻と口のどちらで呼吸するかは、健康か病気かの分かれ道になります。正しい息（呼吸）をすることは、健康な人生を送るための重要な課題であり、もっとも大事なのです。まず、そのことをしっかり認識しましょう。

じつは人の体は、正しい使い方をすれば正常に機能し、健康を保てるようにできています。

ところが、私たちは日々生活するなかで、さまざまな誤った体の使い方を身につけてしまっています。人によっては、そのことを自覚する場合もありますが、多くの場合、無自覚です。

そして、誤った使い方の代表的なものに、口呼吸があります。鼻ではなく、口で呼吸する習慣は、免疫《めんえき》系の病気をはじめ、じつにさまざまな病気・症状の発症に関係しているのです。口呼吸をしている人の多くは、体がうまく使えていないのも特徴です。

その代表が、足の指をきちんと使わない歩き方。これが内臓の働きを低下させ、血液循環を阻害《そがい》し、膝の痛み、腰痛、肩こり、頭痛などの症状の発症に関係します。

さらには、寝方やカバンの持ち方、食事の仕方など、誤った体の使い方や自分でも気がつかない癖《くせ》が、さまざまな病気や症状を引き起こす大きな要因として関係するのです。もちろんそれは、間違った呼吸の仕方を誘発させる原因にもなっています。

私は診療にたずさわるなかで、そのことに気づき、それらを直すための方法を考案し、患者さんたちに勧めてきました。

その結果わかったことは、前述したように、私たち人間の体は、正しい使い方をすれば、正常に機能し、健康を保てるようにできているし、一方、「誤った使い方をすると正常に機能しなくなり、さまざまな病気や症状を引き起こす一因として関係してくる」ということです。

驚くほどシンプルな真理ですが、人間の体はそのようにつくられているもの、と私は思っています。

健康になるのは難しいことではありません。この単純な、しかし絶対的ともいえる真理を知り、本書を病気や症状の改善、健康の回復と増進に役立てていただきたいと思います。

今井一彰

正しく「鼻呼吸」すれば病気にならない／もくじ

プロローグ

病気や不調になる“まさかの理由”とは

●自分の体は、自分で治せる

1

「口呼吸」は、こうして人を病気にする

●鼻呼吸している人は、意外に少ない…

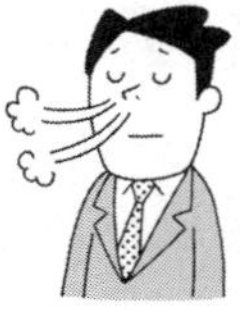

2 その「習慣」が、正しい鼻呼吸の邪魔をする

●誰もがしている行動に潜む〝ワナ〟

3

「誤った体の使い方」が体と呼吸をダメにする

●寝方や食事の仕方はとくに注意!

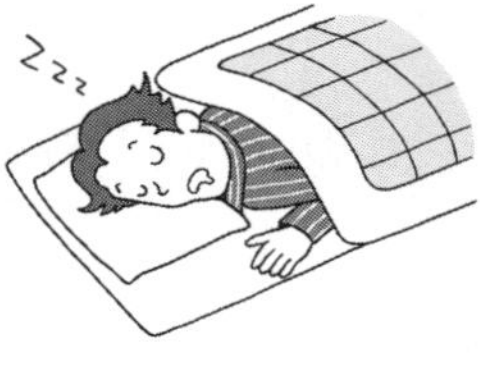

4 「舌の位置」を正せばきちんと鼻呼吸できる

●「あいうべ体操」で口呼吸が直る

5

「足指」が伸びれば呼吸も全身も整う

●足の指と呼吸のふしぎな関係

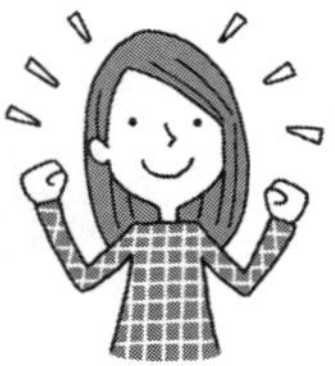

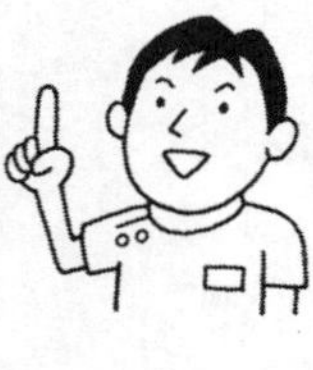

カバーイラスト●**平田利之**
本文イラスト●**瀬川尚志**

プロローグ

自分の体は、自分で治せる 病気や不調になる〝まさかの理由〟とは

●病気を治すのは薬や医学理論ではない

病気は薬が治すもの、と思っていませんか。

現在の日本の医療は、薬物療法が主体です。用いられる薬は、最先端の医学研究と医学理論に基づいています。その医学理論は、細部をうがつもので、専門の医師でさえ、一度聞いただけでは理解できないものもあります。

現代医学は、病気が発症するメカニズムを細部にわたって解明しますが、そのメカニズムはさまざまな要因がからみ、複雑です。そして、その解明されたメカニズムに立って薬を開発します。開発された薬は、原因をひとつの

ことに特定していますが、それは仮に特定したもの。つまり仮説で、その仮定に基づき、効果の理由を説明している新薬もあります。

一般の人のなかには、難解な理論に接すると、よく内容が理解できないいま、「だから効くんだ」と納得する場合もあるようです。難解な理論は、人の思考力を麻痺《まひ》させる力があるのでしょうか。

では、それらを使用することによって、病気が治るでしょうか。治っているでしょうか。治らない病気がたくさんあることは、慢性的な病気を抱えている人はもちろん、少しでも健康に関心がある人なら知っているでしょう。

ハーバード大学で、過敏性腸症候群《かびんせいちょうしょうこうぐん》の患者さんに、「これは偽薬《ぎやく》ですよ」といって処方したところ、それが偽薬だとわかっているにもかかわらず症状改善に効果があったという、有名な報告があります。だいたい、ほとんどの薬はプラセボ（偽薬）と、劇的な違いはないというのが実情です。ですから、私たちが使っている薬のほんとうの効果はどこにあるのかわからないのです。

じつは病気を治すのは、かならずしも、難解な理論に基づいた治療とはかぎらないのです。

といって、私は薬についてすべて否定しているわけではありません。薬は適切に判断し、使用すれば効果があるので、その点は評価します。そのため、薬を飲んだほうがいいと思えば、飲みます。たとえば、熱があって、体があまりにもきついときには解熱鎮痛薬を飲みます。

薬は、病気や症状が改善するきっかけになることはあります。頓服《とんぷく》的に利用し、症状が治まれば、それだけで元気が回復します。そして、体は自分の力で治します。

つまり、病気を治すのは、自己治癒力《ちゆりょく》、そして免疫力《めんえきりょく》なのです。

薬で対処しなくてもよいものに、すぐに薬で対処するのは間違っています。病気は薬が治すものと考えているかぎり、またそれに頼っているかぎり、いま抱えている病気や症状は容易には改善してきません。

●「誤った体の使い方」が、体を不調にする

まえがきで述べましたが、私たちの体は、正しい使い方をすれば健康が保たれるようにできている、と私は思っていますし、信じています。遺伝性の

病気や中毒・ケガなどをのぞけば病気になんか、ならないのですよ。

誤った使い方が関係して発症する病気や症状は、じつにさまざまです。

ざっと思いつくままに挙げてみましょう。

関節リウマチ、気管支《きかんし》ぜんそく、アトピー性皮膚炎、花粉症、アレルギー性鼻炎、化学物質過敏症、慢性副鼻腔炎《まんせいふくびくうえん》、尋常性乾癬《じんじょうせいかんせん》、過敏性腸症候群、うつ病、潰瘍性大腸炎《かいようせいだいちょうえん》、クローン病、睡眠時無呼吸症候群、歯周病、ドライマウス、パーキンソン症候群、痔、腰痛、肩こり、首のこり、ひざの痛み、外反母趾《がいはんぼし》、タコ、ウオノメ、目や顔のむくみ、顔の変形、たるみ顔……。

じつにたくさんの病気・症状です。

なぜ、誤った使い方をすると、これらの病気・症状を引き起こす一因となるのでしょうか。

その理由は、体が機能を正常に発揮できなくなるからです。

では、正常に機能するということは、どういうことなのでしょうか。

それは、骨格や関節、筋肉がしなやかに働き、さらには内臓も正常に機能し、消化吸収などもきちんと行なえること。血液循環も潤滑《じゅんかつ》で血液が全身を巡り、全身の細胞に栄養と酸素がじゅうぶんに送られること。神経も正常に働くこと。さまざまな代謝《たいしゃ》がよどみなく行なわれることなど。そして、免疫が正常に働き、自己治癒力があることです。

以上の機能のうちのどれかひとつに異常があっても、なんらかの病気や症状を引き起こす一因になりますが、いちばんの問題は免疫に異常を起こすことです。

免疫は、自己治癒力を発揮するシステムです。この免疫に異常やトラブルが起きると、関節リウマチやアトピー性皮膚炎、花粉症、気管支ぜんそく、過敏性腸症候群、潰瘍性大腸炎、クローン病などの免疫性疾患《しっかん》をはじめ、さまざまな病気を引き起こすことになります。

●「息育」「足育」「態育」「食育」のススメ

私たちはふつう、日々仕事をして暮らしを成り立たせているし、そこにはストレスもあります。また、仕事は、体を偏《かたよ》って使うことがつきものです。たとえば、物を持ち上げるのも、足を使って操作したりする力仕事も、利き手、利き足を軸にして行ないます。何年間、何十年間とその仕事に従事すると、利き腕側の半身が発達してきます。その結果、体がゆがむことがあります。

違う例を挙げると、プロ野球のピッチャーには、長年ボールを投げ続けた結果、利き腕がもう一方の腕よりも極端に長くなっている人がいます。いつも片方の腕で投げるので、そのこと自体、相当偏った使い方です。その影響は全身の骨格に及ぶでしょう。

それに対して、私たちの体には、バランスをとり補おうとする力が働くので、体がゆがんだからといって即、症状があらわれたり、病気になったりするわけではありません。しかし、度を越すと、症状や病気の発症の一因となります。

くり返しますが、ひとつの間違った使い方をしていても、他の部分がそれを補う能力が人間には備わっています。

しかし、なかには致命的なものもあります。その典型が、口呼吸です。口呼吸は咽頭《いんとう》や口腔《こうくう》に病巣感染《びょうそうかんせん》を引き起こし、免疫異常をもたらし、さまざまな免疫性疾患の発症の一因となります。別の何かが代償してはくれません。

また、足の指がまっすぐ伸びず、足の指をじゅうぶんに使わないで歩く習慣もそうです。全身の血液循環の良し悪しの鍵を握っているのは、毛細血管、細小静脈、細小動脈など末梢《まつしょう》血管の血行です。なかでも手足など末端の末梢血管の血流は、全身の血流の良し悪しに大きく影響し、決定づけているといってもいいすぎではありません。

これにも代償するものはありません。また、足の指は、全身を支え、バランスをとるうえで非常に重要な役割を担っています。これについても、代償する部分はありません。うつぶせ寝やカバンをいつも同じ側の肩にかけたりすること、片側だけで嚙んで食べる癖なども誤った使い方で、さまざまな病気・症状の一因になっています（さらには、食事についても、あまり嚙《か》まないで食べることが、健全な発育を阻害し、健康を損なう大きな要因となっています）。

以上のような体の誤った使い方が、前述したように、さまざまな病気・症状の発症の一因となっています。

それらを改善するために、私は、「息育《そくいく》」「足育《そくいく》」「態育《たいいく》」「食育《しょくいく》」を提唱しています。

「息育」は、口呼吸の癖を直し、鼻で呼吸するようにすることです。哺乳類の体は本来、鼻だけで呼吸するようにつくられていますが、人間は進化の過程で口でも呼吸することもできるようになりました。しかし、前述したように、このことが免疫性の疾患などの発症に関わっています。

「足育」は、足の指をしっかり伸ばし、歩くときにじゅうぶんに使えるようにすることです。そして、「態育」は、日常生活でありがちな体の誤った使い方の癖を直します。

先にいいましたが、正しい体の使い方をすると、それだけでさまざまな病気や症状が改善し、健康度がアップするのです。

現代人の9割が「口呼吸」

あるとき、私のクリニックのスタッフのひとりが、「こんなことがあったんですよ」と私に息せき切って話しかけてきました。

久しぶりに後輩にあったところ、体調が悪いと相談されたそうです。風邪をひいてしまったが、病院で検査したところ、血尿が出ていたとのこと。
風邪の後に血尿が出るのは、腎臓病のひとつであるＩｇＡ腎症の発症の初期と似ています。その後輩は、疲れやすく、体調もすぐれず、悩んでいたそうです。スタッフは、口呼吸が体全体に与える影響を知っているので、まだ20代のその後輩にこう聞いてみました。

「呼吸って、口と鼻、どっちでする？」

すると、「口でしょ」と即答したそうです。彼もこれにはびっくりして、私に伝えてきたのでした。

口で呼吸するのが当たり前と思っているのです。それ以来、私は学生さんへの講義や講演では、「鼻と口のどちらで呼吸していますか」とたずねるようになりました。

それに対して、「口です」と答える人がけっこういるのです。それを聞いて、最初のころは、目を白黒、あるいは目が点になりました。けれど、相手はさも当然であるかのように平然としています。

呼吸の常識がおかしくなっています。口呼吸が当たり前と思っているから、そのように平気な顔でいられるのでしょう。

鼻で呼吸するのが常識と思っているなら、たとえ口で呼吸することがあると自覚していても、「鼻で呼吸している」ととっさに答えるでしょう。口で呼吸しているのは間違っていること、という意識があり、その意識が働くからウソをつくはずです。あるいは、ためらいながら、「口で呼吸している」と正直に答える人もいるでしょう。

私は長年、口呼吸と病気の関係に関心を持ち続け、口呼吸がさまざまな病気や症状を発症する重大な要因になっていると確信するようになりました。

ズバリ、いいますと、現代人の約90%は、口呼吸の習慣があります。その根拠は、舌の

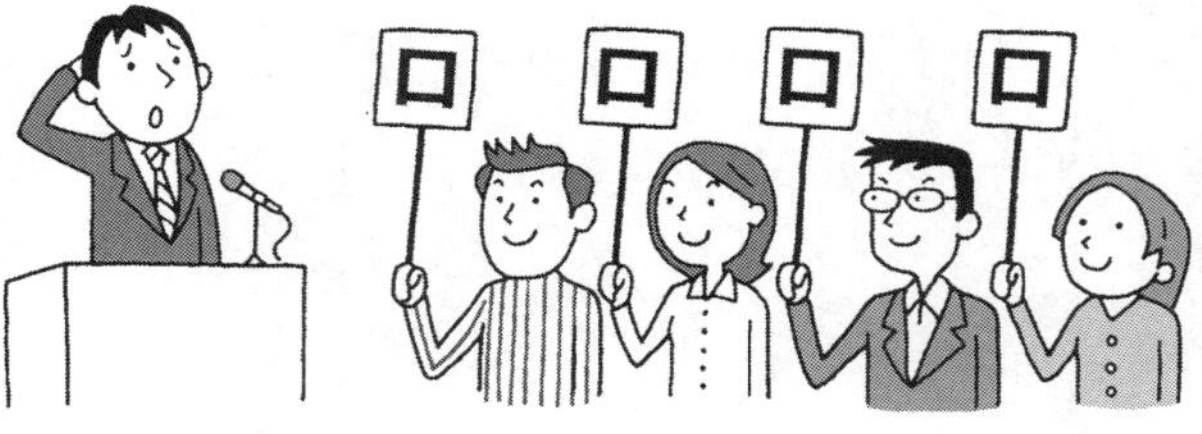

「呼吸は口でするもの」と思っている人が、意外に多い

位置が下がっている人の割合がおよそ90%に及ぶからです。舌の位置と口呼吸の関わりについては、1章でくわしく説明します。

口呼吸の人の割合が90%ということは、日本人10人のうち9人が、やがて関節リウマチをはじめ、さまざまな病気を引き起こすリスクがあるわけで、これは日本人の健康にとって非常に大きな問題に違いありません。

●体の不調は、短期間で改善できる

当クリニックには、関節リウマチなどの免疫疾患やアトピー性皮膚炎、花粉症、気管支ぜんそくなどの慢性的な疾患を抱えている患者さんが訪れます。ほかの病気で受診する人たちもそうですが、現代医学の通常の治療を受けて治らなかった方たちばかりです。

いかに、現代医学で治らない病気が多いかを痛感させられます。

それはともかく、それらの人たちが、体の使い方の癖を直すだけで、長年悩まされてきた症状が、短い期間で改善してきます。極端な例では、改善の対策を始めたその瞬間から変わってきます。

関節リウマチのしつこい痛みや、潰瘍性大腸炎の血便などが3回の診療で改善、解消したなどの例は数知れず……。指導している私も、ほんとうにびっくりしてしまいます。

こういう現象を日々目《ま》の当たりにして、私たちの体は、治ること、つまり正常に機能することを体自身が欲している、とつくづく思ってしまいます。大げさではなく、体は、その機能がじゅうぶんに使えるような状態に戻すと、一瞬にして変わるのです。

私たちは体を使って仕事をし、遊び、生活をしています。そうして生きていくなかで、体の使い方の習慣が身につきます。

習慣は癖であり、癖には、よい癖もありますが、たいていは、よくないものを指していいます。そして、よい癖は身につきにくく、悪い癖は身につきやすいし、直しにくいといわれます。一般的にはそうですが、悪い癖であっても変えることができます。

そして、体の使い方の癖を変えると、体はすぐに変わります。その結果、難病といわれる病気の症状がたちまち改善します。

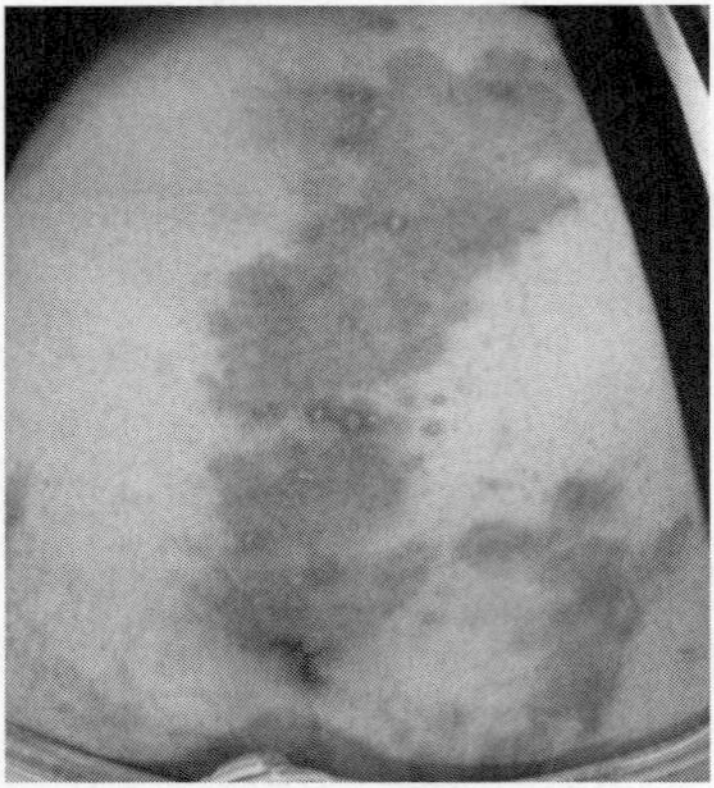

5か月後

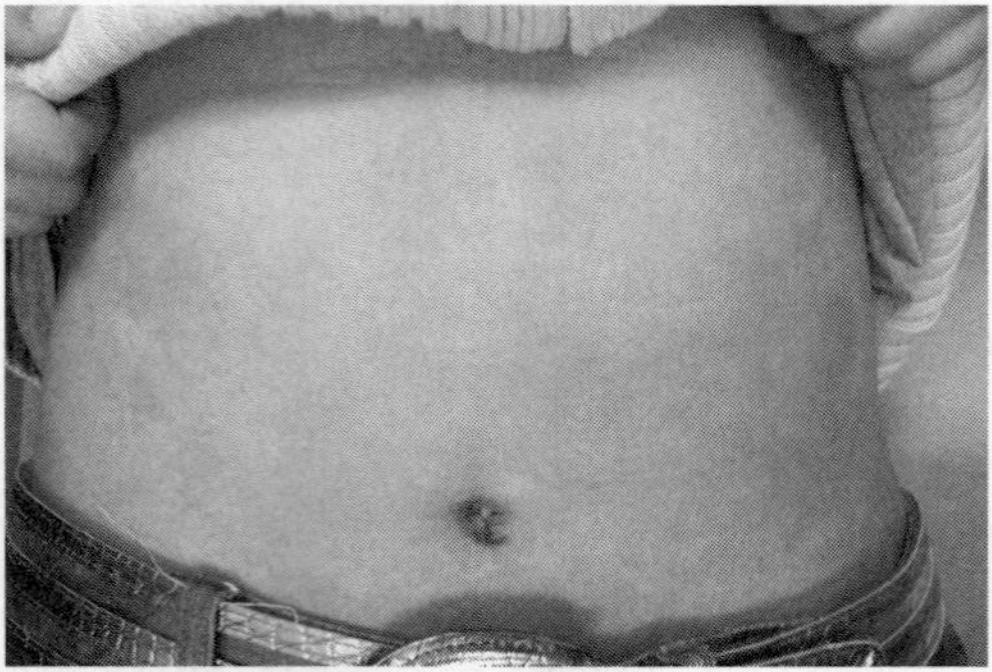

アトピー性皮膚炎(18歳・女の子)

下の写真は口呼吸の改善を試みてから5か月後の来院時に撮影したもの。本人いわく、すでに1か月で、このくらいキレイになっていたとか

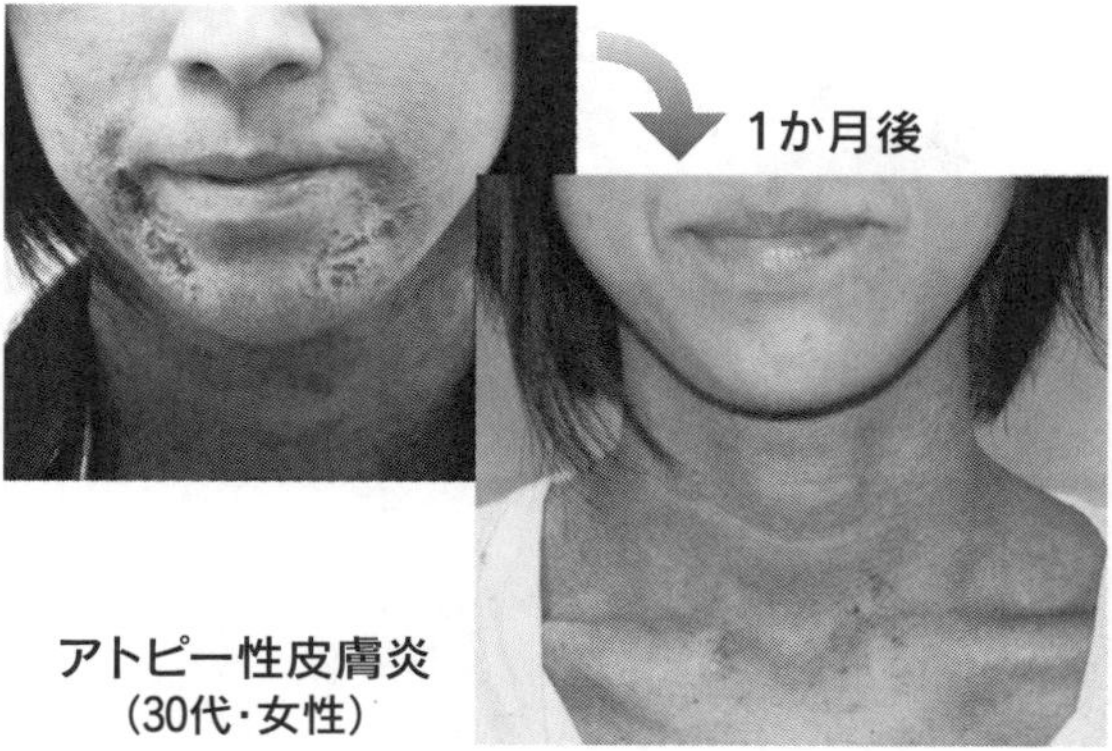

アトピー性皮膚炎
（30代・女性）

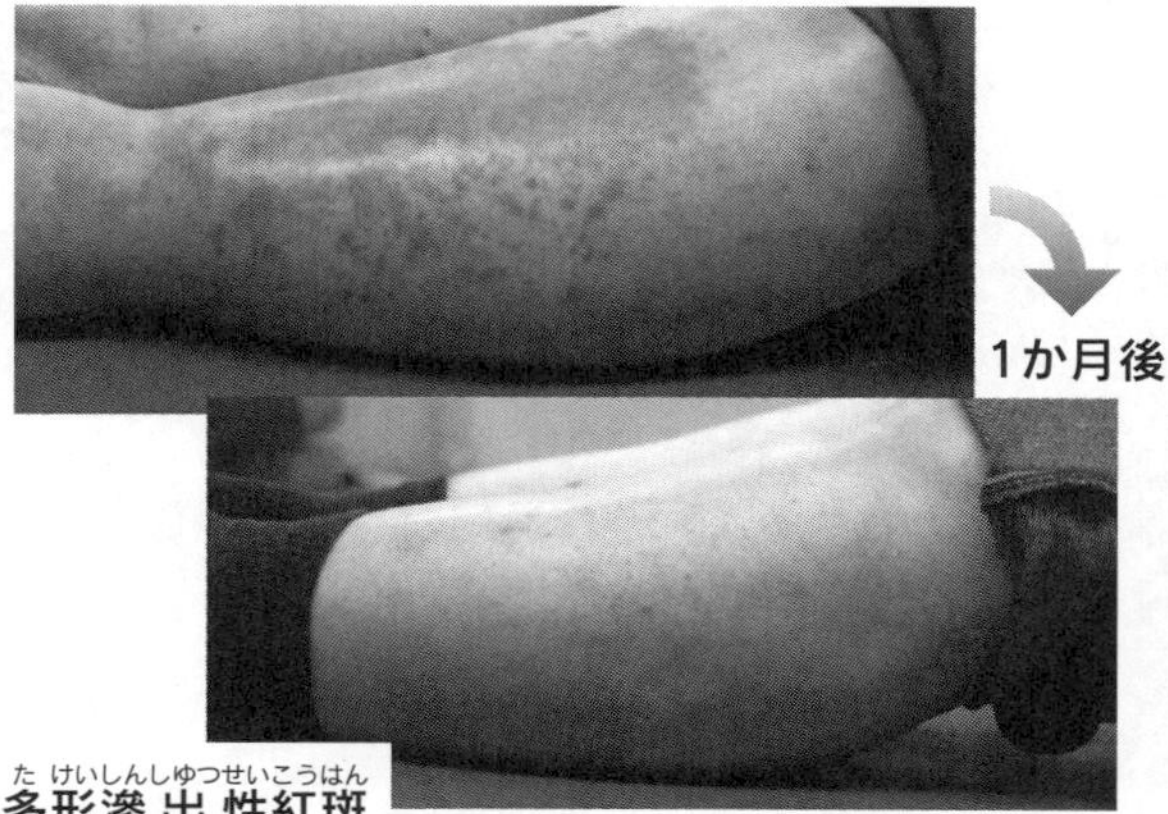

多《た》形《けい》滲《しん》出《しゆつ》性《せい》紅《こう》斑《はん》
（63歳・女性）

とくに口呼吸の癖については、口呼吸をやめるだけで、早い場合はわずか数日で体は変わってきて、関節リウマチや花粉症、過敏性腸症候群などの症状が改善してきます。

難病の人だけでなく、「鼻の通りがよくなった」「ごはんがおいしくなった」などから、「体調がよくなった」など、さまざまな効果が短期間で得られます。

あなたも鼻で呼吸をする習慣を身につけて、健康を取り戻しましょう。

1

「口呼吸」はこうして人を病気にする

●鼻呼吸している人は、意外に少ない…

口呼吸がさまざまな病気を引き起こす

現代は口呼吸が癖になっている人がほんとうに多いことに、つくづく驚かされます。

人間にとって本来、呼気《こき》、吸気《きゅうき》ともに鼻で行なうのが正しい呼吸法です。ところが、鼻と口の両方で呼吸する人、あるいは常に口で呼吸するのが癖になっている人がたくさんいます。

その間違った呼吸法が、さまざまな病気や症状を引き起こします。口呼吸は、関節リウマチや花粉症、アトピー性皮膚炎、気管支《きかんし》ぜんそく、過敏性《かびんせい》腸症候群《ちょうしょうこうぐん》、潰瘍性大腸炎《かいようせいだいちょうえん》・尋常性乾癬《じんじょうせいかんせん》、うつ病、化学物質過敏症、ドライマウス、慢性副鼻腔炎《まんせいふくびくうえん》、歯周病、いびき、睡眠時無呼吸症候群などさまざまな病気の発症と関係があります。

臨床経験からいえますが、これらの病気の人の90%以上が口呼吸の習慣があります。口呼吸が関係する中心的な病気は、免疫性疾患《しっかん》やアレルギーです。

花粉症はいまや国民病ともいわれます。日本の花粉症の人口は一説には2000万人ともいわれますが、そのうちの大半は口呼吸が発症に関係していると、私はみています。ということは、それくらい口呼吸が習慣の人が多いといえるでしょう。

さて、あなたは、正しく鼻で呼吸できているでしょうか。

「口呼吸かどうか」をズバリ！チェック

口呼吸が習慣の人が多いとはいえ、それを自覚している人はあまりいません。半開きが癖になっている人も、大半は自覚していないようです。癖として、当たり前になっているためかもしれません。

慢性的な病気や症状がある人にかぎらず、口呼吸をしているかどうかをチェックしてみるとよいでしょう。

次ページの項目をチェックしてみてください。ひとつでも該当すれば、口呼吸をしているかもしれません。

口呼吸のチェックリスト

- □いつも口を開けている
- □口を閉じると、あごに梅干し状のふくらみとシワができる
- □下唇がはれぼったいし、突き出ている
- □左右の目の大きさが違う
- □目がはれぼったく、むくんでいる感じ
- □食べるときにクチャクチャ音を立てる
- □朝起きたときに、喉《のど》がヒリヒリする
- □朝起きたときに、口の中が乾いている
- □口の中がよく乾く

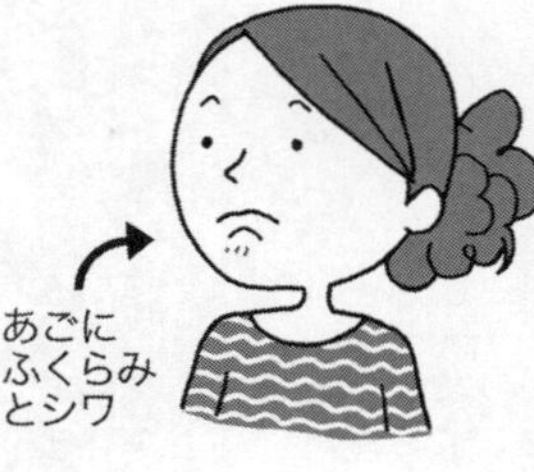

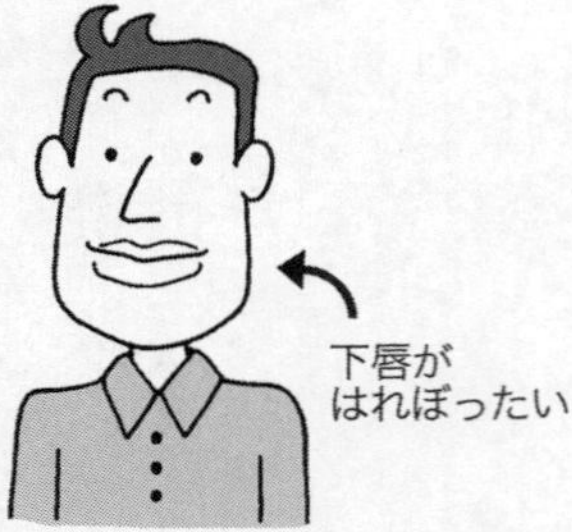

□ 唇がよく乾く
□ 口をあけてものを食べる
□ いびきや歯ぎしりをする
□ 口臭が強い
□ たばこを吸っている
□ 激しいスポーツをしている
□ 前歯が出っ歯気味
□ 舌に歯形がついている
□ ブルあごになっている（二重あごのようになっている）
□ 鼻血がよく出る

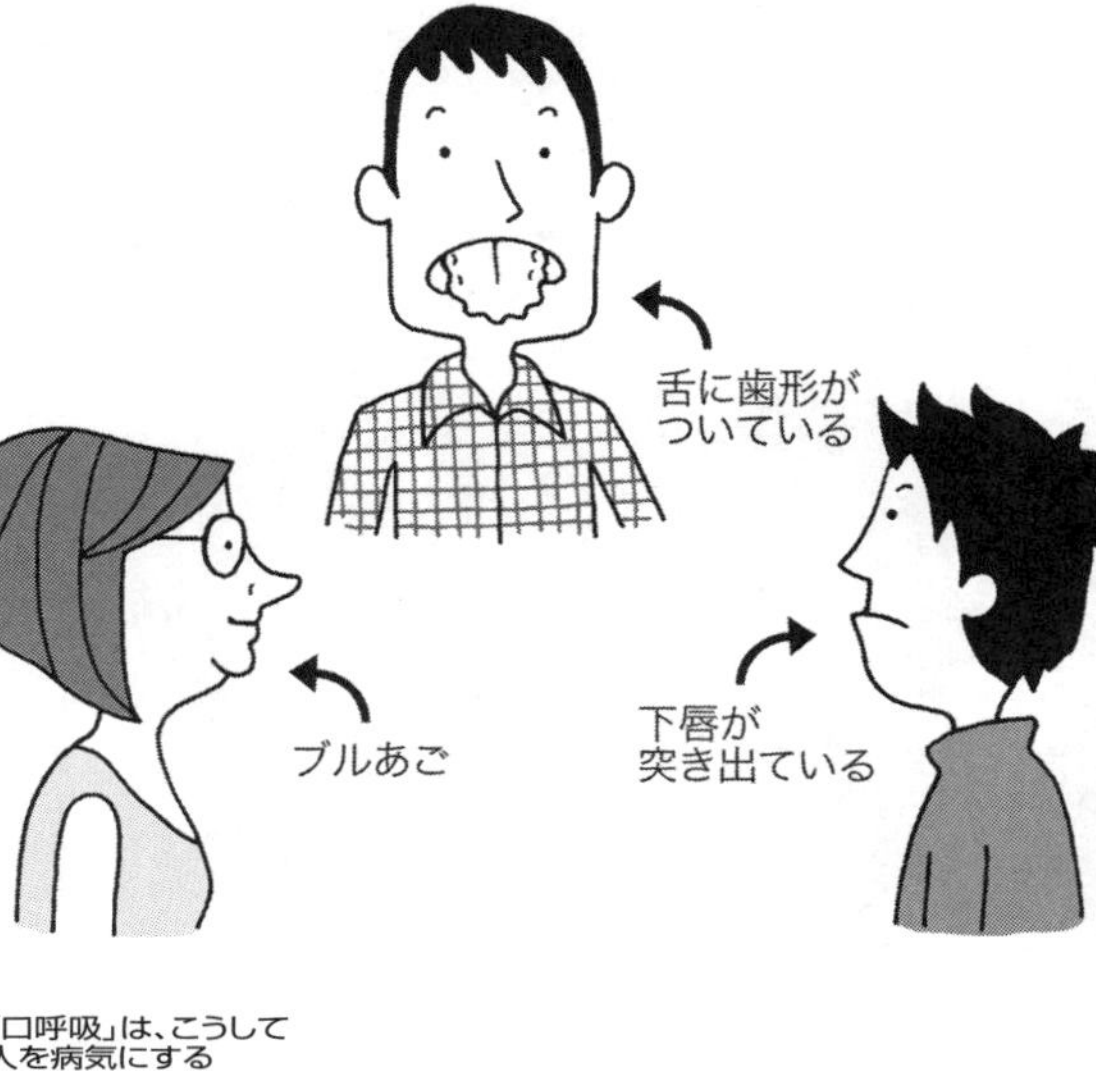
舌に歯形がついている
下唇が突き出ている
ブルあご

簡単に補足して説明すると、いつも口を開けてものを食べる人は、口呼吸が癖になっています。口の中や唇がよく乾くのは、口の中から潤《うるお》いが失われるからです。また、喫煙は、たばこをくわえるときに口を半開きにするし、口と鼻の両方で煙を出し入れするため、口呼吸が身につくリスクがあります。ブルあごは、舌筋《ぜっきん》や口輪筋《こうりんきん》が衰《おとろ》えたために下顎《かがく》が下がり、首にたるみができる口呼吸の弊害です。そして、鼻血がよく出る人は、上咽頭炎《じょういんとうえん》があったり、鼻粘膜がきちんとした機能をしていない可能性があります。おそらく、口呼吸をしていることによって、鼻粘膜まで乾いてしまい、ちょっとした傷で出血しやすくなっていると思われます。

多くの人が口呼吸を自覚していない

私のクリニックを受診した患者さんに対して、「口呼吸の習慣がありますね」というと、ほとんどの人が否定します。「私は鼻で呼吸しています」と断定口調の人もいるし、「口で呼吸しているとは思いませんが……」と、やや自信なげに答える人もいます。

それら患者さんたちに、私はふたつのことを試します。

ひとつは、鼻から息を出すことです。口呼吸の習慣がある人は、鼻から息を出すと、そのとき鼻汁の音がします。その音は患者さん自身に聞こえます。やってもらってみて、「どうですか。鼻汁の音がしませんでしたか」とたずねると、「はい、しました」との答えが返ってきます。

後でくわしく述べますが、鼻炎などで鼻がよくないために口呼吸になっている人はたくさんいます。

もうひとつは、口に貼るサージカルテープについてです。口呼吸を改善するためにこのテープを口に貼る必要があるというと、口呼吸の癖がある人はかならず怖がります。「苦しくないですか」などと聞いてきます。

サージカルテープは、口に縦に貼るので、口が全部ふさがれるわけではありません。だから、鼻呼吸の人はふつう、怖がることはないものです。それを怖がることは、おそらく口で呼吸していることから生じる、潜在的《せんざいてき》な不安を感じるからでしょう。

読者のみなさんも、鼻から息を出してみてください。鼻汁の音はしませんでしたか？　次に、サージカルテープを口に貼ったところを想像してみてください。不安を感じませんでしたか？

どちらかひとつでも思い当たるふしがあれば、自分では気づいていないだけで、間違いなく口呼吸をしていますよ。

それでは、多くの人が無意識のうちに行なっている口呼吸が引き起こす、さまざまな病気や症状について、より理解していただくためにも、まずは私が口呼吸に着目したきっかけから順を追ってお話ししていきましょう。

私が、口呼吸に着目したきっかけ

私が口呼吸に着目することになったきっかけは、偶然ともいえますが、ある疑問を持ったことでした。

それは、関節リウマチの患者さんたちに、特有の体臭があることに気がついたのが始まりでした。

体臭自体は、あって不思議なものではありません。体臭には、加齢臭もあれば、若者にも男女ともにそれぞれ特有の体臭があります。また、糖尿病の人は甘いにおいがすることもあります。

数年前には、がんの人を嗅《か》ぎ分ける犬がマスコミで報道されました。90％以上の確率で、がんがあるかどうかを当てるというのです。

犬の嗅覚《きゅうかく》が優《すぐ》れていることは、よく知られています。その能力は人間の1000から1億倍ともいわれます。がんの人に特有のにおいは、人間は嗅ぎ分けられませんが、犬にはそれが可能なようです。この嗅覚をがんの診断に役立てようという研究が行なわれています。

関節リウマチの患者さんに話を戻すと、最初に気がついたのは、勤務医をしていたころです。

体臭は主に口のにおいでした。どういうにおいかは、言葉で表現しにくいのですが、いいにおいでないことは確かです。

以来、私はひそかに、診療の折に患者さんのにおいを嗅ぐようにしました。

すると、そのうちに、関節リウマチの患者さんでは、炎症が激しいときほど口臭と体臭が強くなり、一方、回復に向かっているときは口臭、体臭ともに薄れていくようで、そういうことも自分なりにわかってきました。関節リウマチの人には特有のにおいがあったのです。

関節リウマチは、膠原病《こうげんびょう》に属する病気のひとつです。膠原病のひとつに混合性結合組織病という珍しいタイプの病気がありますが、この病気の人も特有のにおいがあります。

経験をつんでからは、患者さんに少し近づくだけで、何の病気か嗅ぎ分けられるようになりました。初診の患者さんが診察室に入ってこられたとき、その瞬間にそれとわかることもあります。

また、リウマチ以外の病気の人にも、特有のにおいがあることに気づきました。

なぜ、特有のにおいがあるのだろう。においの原因を突き止めれば、においと病気の関係がわかるのではないだろうか。そう思って研究した結果、口臭や体臭は、口呼吸と関係があるとわかり、私の臨床研究は一挙に進むことになりました。

口臭と口呼吸、病気の関係とは

強い口臭は、口腔《こうくう》内（口の中から喉《のど》の入り口にかけての部分）に悪玉菌が繁《はん》殖《しょく》し、炎症が生じていることをうかがわせます。歯肉炎や歯周炎などの病気があると、細菌が繁殖して、歯肉が炎症を引き起こし、化膿《かのう》している場合もあります。

口呼吸は、口の中が乾燥するために、唾液《だえき》による殺菌・消毒作用が不十分になり、悪玉菌が繁殖しやすくなります。

それが、口臭の原因のひとつです。しかし、関節リウマチなどの人に特有の口臭はそれだけではありません。

口呼吸は、外からの病原体が侵入しやすくなります。

咽頭《いんとう》、つまり、喉には、口をのぞいたときに、舌扁桃《ぜっへんとう》、口蓋《こうがい》扁桃、咽頭扁桃などのリンパ組織が輪のように並んでいます。リンパ組織は免疫《めんえき》組織です。

ところが口呼吸が習慣になっていると、始終病原体が侵入し、リンパ組織自体が悪玉菌のたまり場となり、十分に働けなくなります。つまり、免疫の作用が低下します。

その結果として、免疫システムに異常が起こり、全身に及ぶさまざまなトラブルをもたらす要因になると考えられます。

さらにくわしく説明しましょう。

喉のリンパ組織には、「ワルダイエルのリンパ輪」という前述したリンパ集団があります。これは、細菌やウイルスが肺（気道）や胃腸（消化管）に侵入するのを防ぐ免疫の第一関門です。「ワルダイエル環」とか「咽頭輪」とも呼ばれます。

名前のもとになっている19世紀のドイツの解剖学者ハインリヒ・ワルダイエル博士が、この喉のリンパ組織を指して、「すべての病的現象は、このリンパ組織の感染に始まる」と指摘しています。

リンパ組織の感染の代表的なものに、扁桃病巣感染《びょうそうかんせん》があります。これは、「ワルダイエルのリンパ輪」を含む咽頭のリンパ組織にからんで起こる病気です。

横から見た喉の構造

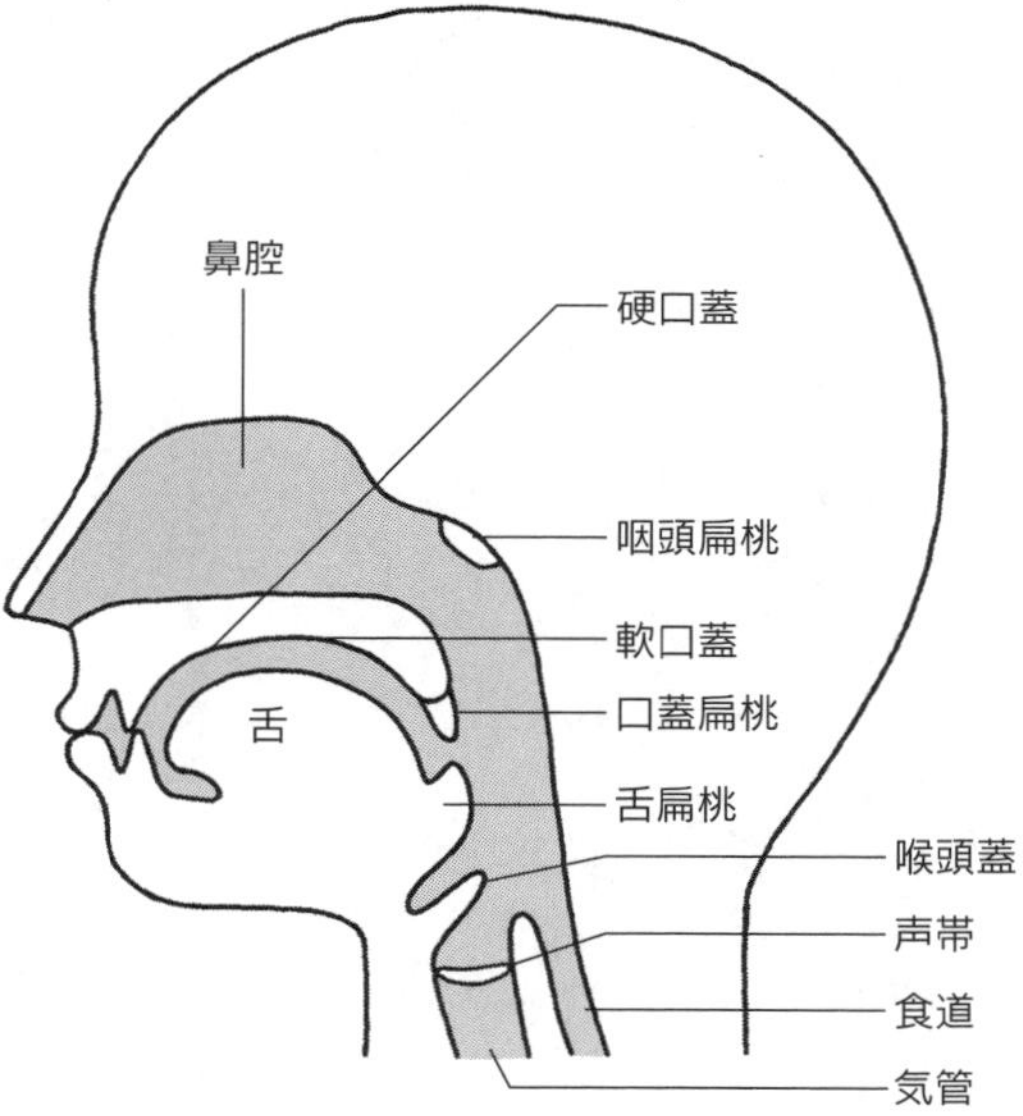
鼻腔
硬口蓋
咽頭扁桃
軟口蓋
口蓋扁桃
舌
舌扁桃
喉頭蓋
声帯
食道
気管

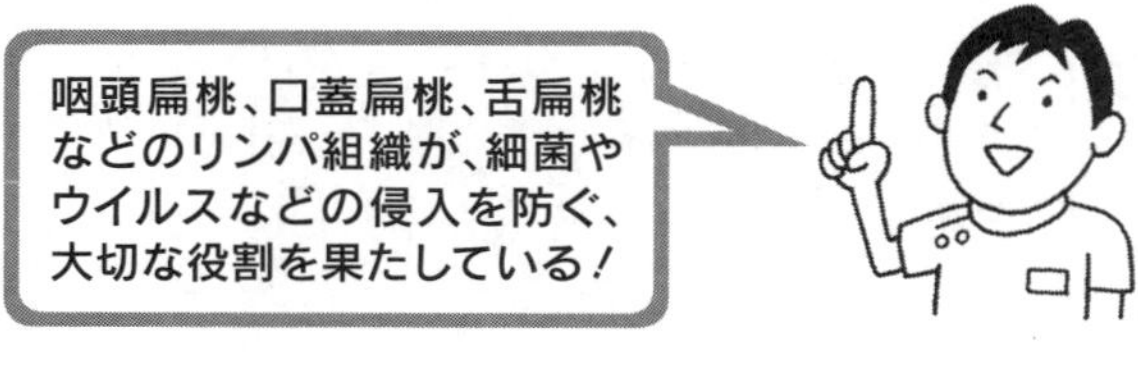
咽頭扁桃、口蓋扁桃、舌扁桃などのリンパ組織が、細菌やウイルスなどの侵入を防ぐ、大切な役割を果たしている！
ロト

その病巣を感染源として、関節や腎臓などのような離れた部位に、二次病巣として関節リウマチや腎臓病などを発症するのが病巣感染症です。たとえ扁桃の感染そのものは軽く、扁桃に違和感や痛みがある程度でも、あるいは、症状が何もない場合でも、関節や腎臓での病巣感染は起こり得るのです。

口呼吸はこうして病巣感染を引き起こす

この病巣感染を、口呼吸との関係で整理してみましょう。

口呼吸の習慣があると、鼻や口から病原体が侵入しやすくなります。しかも、口の中は唾液が少なく、乾燥しているので、それら病原体が繁殖しやすい環境です。咽頭や喉頭も乾燥しています。

つまり、病原体は口の中から咽頭、喉頭へと容易に侵入し、繁殖します。

すると、これらを迎え撃つために、顆粒球《かりゆうきゆう》（殺菌の役割を持つ好中球《こうちゆうきゆう》など）という白血球の一種が増え、扁桃リンパ組織に集まってきます。

困ったことに、この顆粒球には、病原菌だけでなく、常在菌とも反応する性質があります。常在菌というのは、病原性を示さない細菌で、多くの人の体に共通して存在します。私たちの体には、ビフィズス菌、乳酸菌《にゅうさんきん》、大腸菌、表皮ブドウ球菌といった多くの常在菌が棲息《せいそく》しています。

常在菌がいる粘膜《ねんまく》に顆粒球が急増すると、激しい反応を起こし、化膿性の炎症（急性肺炎、急性虫垂炎《ちゅうすいえん》）が起こります。口の中で起こりやすいのは、歯周炎や口内炎で、扁桃炎も同様です。

顆粒球の大集団は、悪玉菌を処理するさいに、武器として活性酸素を大量に発生させます。発生した活性酸素は、体内の酵素《こうそ》が処理しますが、あまりにも大量だと処理が追いつかず、すべての活性酸素を消し去ることはできません。ちなみに、炎症部にできるウミは、このような細菌との戦いを終えた顆粒球の死骸《しがい》です。

病巣感染がどうして起こるのか、よくわかっていませんが、炎症部位に発生する大量の活性酸素も大きな原因になっているのではないかと推察されます。過剰な活性酸素が、血液やリンパ液の流れに乗り、全身に運ばれて、いろいろな組織を傷つけ、病気を引き起こすもとになるおそれもあります。

「炎症」がキーワード

問題となるのは、リンパ組織に感染が起こった場合です。喉には、「ワルダイエルのリンパ輪」以外のリンパ組織もあります。上咽頭もそのひとつです。病巣感染があると、慢性的に炎症が起こります。それは微小な炎症病巣であっても、体に大きな影響を与え、さまざまな病気を発症することになります。

この慢性の微小病巣炎症が関係して、関節リウマチ、気管支ぜんそく、慢性気管支炎、アトピー性皮膚炎、花粉症、過敏性腸症候群、潰瘍性大腸炎、クローン病などが発症します。

喉のリンパ組織のどこに炎症が起きているかは特定できません。しかし、口呼吸を直すと、これらの病気の症状が改善してくることから、慢性微小炎症が関係していることは確かと思われます。そして、この炎症が取れると、病気は改善してきます。

なお、最後にようやく答えが引き出せましたが、関節リウマチなどの人に特有の口臭、体臭は、病巣感染の炎症巣に原因があると考えられます。つまり、口臭と口呼吸、免疫と病気の発症において、キーワードとなるのが炎症なのです。

虫垂炎も口呼吸でなりやすい

ありふれた病気のひとつに虫垂炎（盲腸炎《もうちょうえん》）があります。

急性虫垂炎がどれくらいの頻度で起こるか知っているでしょうか。日本人が生涯において罹患《りかん》する割合は7％で、約14人に1人がなる計算です。

当クリニックの問診票には既往歴《きおうれき》を書く欄があります。初診の患者さんにはかならず記入していただきます。患者さんが忘れていることもあるので、ただ書き入れるのではなく、病名を列挙してあり、それに印をつける形式にしています。

それら既往歴を見ると、難病の人たちは過去に、「○○炎」と炎の付く病気によくかかっていることがわかります。

たとえば、関節リウマチの人では、なんと3割以上の人が虫垂炎の既往があります。一般の人の割合と比べると約5倍です。このことから、関節リウマチの人は背景に炎症を起こしやすい体質があることがわかります。

ただし、体質といっても、生まれつきのものもあれば、生活習慣によってもたらされる後天的なものもあります。私は、生まれつき持ったものもあるものの、後天的なものが大きいと考えています。

これらの患者さんには共通する生活習慣があります。それは口呼吸の癖であり、それによって病巣感染と炎症が引き起こされています。関節リウマチも虫垂炎も、アトピー性皮膚炎も、原因の根っこは同じところにあるのです。

なぜ、人間だけが口でも呼吸するのか

地球の生命の始まりは海です。海で棲息していた私たちの祖先が海から陸

に上がり、陸上で生活するようになった段階で、鼻を嗅覚器と呼吸器として利用するようになりました。それまでは、嗅覚器は口と離れていたのです。口蓋《こうがい》ができ、それによって口と鼻が分けられました。

哺乳類は鼻で呼吸するのが自然の摂理です。鼻は呼吸のために、口は食べるためにあります。それは真理です。人間も哺乳類の一員ですから、本来は鼻で呼吸するのが自然です。

ところが、進化の過程で言葉を獲得し、あやつるようになってから、食道と気道が交わるようになりました。そのために、呼吸するさいに、鼻だけでなく、口も空気の入り口として使うことができるようになりました。

他の哺乳類は、口で呼吸することはできません。鼻で呼吸し、口でものを食べるものと、はっきり区別がついています。

そのことは、競馬を見れば明らかです。レースを終えたあと、「ハァ、ハァ」と口で息をしている競走馬などいないでしょう。興奮が冷めないからでしょうか、顔を左右上下に振りながら、「フン、フン」と鼻で息をしています。

そういうと、「犬は口を開けてハァハァと息をしているじゃないですか」という人がいますが、あれは呼吸をしているわけではありません。じゅうぶんな汗腺《かんせん》がないから、ああやって口の中の熱を蒸散《じょうさん》させて体温を下げているのです。犬も、鼻から息を吸ったり吐いたりしています。

前述したように、人間は言語を獲得し、言葉を発するようになったため、進化の過程で気管がつながりました。そのおかげで鼻の代わりに口も気道として使えるようになりましたが、その構造には、欠陥があります。

私たちは、何かの拍子に、食べたり飲んだりしたものが気管に入りそうになり、少

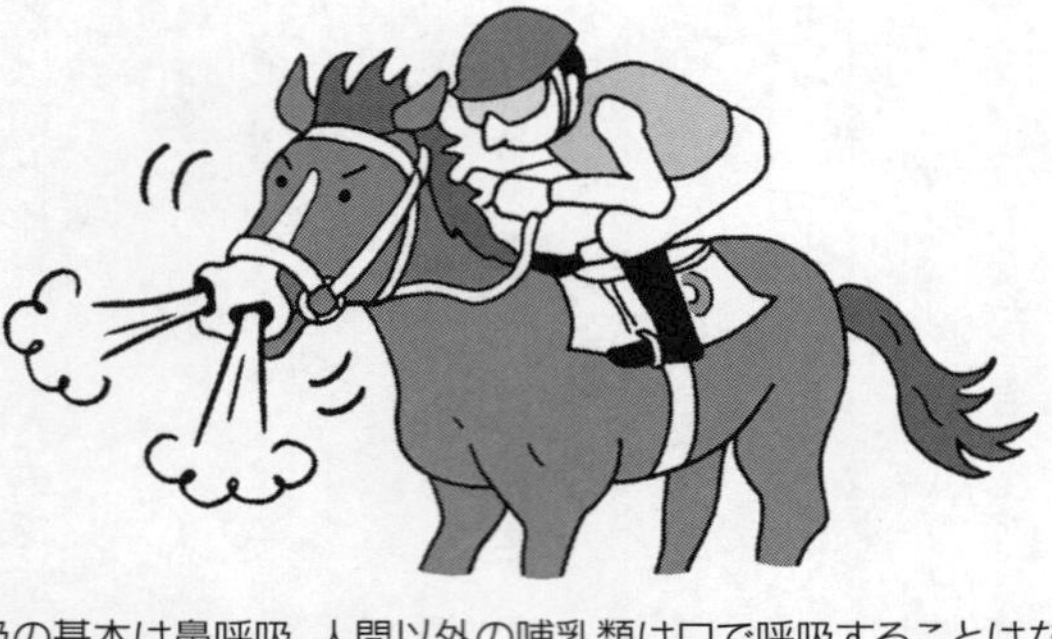

呼吸の基本は鼻呼吸。人間以外の哺乳類は口で呼吸することはない

し苦しい思いをすることがあります。それは、食べ物が誤って気管に入るような構造になっているためです。誤嚥《ごえん》が起こるようなつくりになっているのです。高齢の人が誤嚥すると、誤嚥性肺炎を引き起こすことがあります。口呼吸の習慣も、その欠陥構造がもたらす産物だといえるでしょう。

「口を閉じれば、命を長らえる」

ボーイスカウトはイギリスの退役軍人のベーデン・ポウエル卿が、イギリスの行く末を懸念し、少年の心身を鍛《きた》えて国家・社会に役立つ善良な市民に育てることを目的に設立しました。ボーイスカウトは、健《すこ》やかな子供を育成する世界的な運動です。

これは、1907年、イギリスのブラウンシー島で小さなキャンプを主催したことに始まりました。インドや南アフリカでの自らの体験をもとに、さまざまな野外教育を通じて、彼は、少年たちが将来社会に役立つ人間に成長することを願い、20人の子供たちとともに実験キャンプを行ないました。

このキャンプの体験をもとに、翌年「スカウティング・フォア・ボーイズ」という本を著しました。その内容は、少年たちの冒険心や好奇心をキャンプ生活や自然観察、グループでのゲームなどの中で発揮させ、「遊び」を通して少年たちに自立心や、協調性、リーダーシップを身につけさせようとすることにありました。

これがボーイスカウト運動の始まりです。

さて、ボーイスカウトの本の中に、あるアメリカ人の言葉として、次のような一節が紹介されています。

「Shut your mouth and save your life」

直訳すると、「口を閉じれば、命を長らえる」でしょうか。

この言葉は、アメリカ人画家、ジョージ・カトリンという人の本からの引用です。

カトリンは、画家であり旅行家であり、著述家としても業績を遺しました。アメリカ先住民を滅ぼしてはいけない、彼らの文化や慣習を遺さなければならないと、取材調査して、何冊かの本にまとめました。

1841年に『北アメリカ・インディアンの作法、慣習および状態』と題する本を、その3年後には『カトリンの北アメリカ・インディアンのポートフォリオ』と題した図版を出版しています。

ボーイスカウトの本の中で、カトリンの言葉が出ているのは「鼻の章」です。ここでは、ボーイスカウトには、嗅覚も大切であり、鼻を通すことの重要性が書いてあります。

ジョージ・カトリンは、アメリカ先住民の貴重な文化と習慣を現代に遺してくれたわけです。ちなみに、ジョージ・カトリンの原著は19世紀の本なので、英語も訳しにくいのですが、呼吸や睡眠についてしっかりと記述してあります。

100年以上も前にも、このようなことがいわれていたにもかかわらず、現状はどうなっているかというと、その逆の方向に向かっています。

現代科学は病気や健康についてさまざまな発見をしているように見えますが、温故知新《おんこちしん》です。新しいものがすべてよいわけではないし、昔の古い教えに真理が含まれていることは多々あります。

「鼻呼吸」のプラス面、「口呼吸」のマイナス面

鼻呼吸は私たちの体にメリットを与えるし、一方、口呼吸は体にデメリットを与えます。

鼻呼吸をすると、まず、吸い込んだ空気が、ほどよい温かさと湿気を帯びて肺に送られていきます。

鼻の入り口から咽頭（喉の入り口）までは15㎝ほどですが、その気道の上部は副鼻腔が囲んでいて、空気の湿度を調節するのに役立っています。乾いた空気に対しては、気道の内壁の粘膜が適度な湿気を与えます。

また、空気中には、ほこりや花粉、さらには細菌やウイルスなどの、人体に対して悪い影響を及ぼす物質がたくさん混じっています。それが鼻呼吸のおかげで、私たちはそれらの物質に無防備にさらされずにすんでいるのです。

鼻から吸った空気は、鼻腔（鼻の穴）の内側にある繊毛《せんもう》（いわゆる鼻毛）と粘膜によって濾過《ろか》されます。吸い込んだ異物はまず、ここでブロックされ、

鼻汁に混じって排出されます。

ここで濾過した空気は、鼻の奥にある上咽頭という空間に入ります。ここの内壁は、上咽頭という重要な器官で、鼻腔を突破した異物は、ほとんどがここで捕捉《ほそく》されます。

この上咽頭と、咽頭のリンパ組織（ワルダイエルのリンパ輪）が、気道への異物の侵入を防ぐバックアップをしているのです。

鼻呼吸をしていれば、喉を痛めたり、病原菌の侵入を許したりするおそれは小さくなるわけです。

一方、口呼吸をすると、口から入った空気が口の中の水分を奪いながら、冷たいまま荒々しく肺の中へ入ります。空気に湿気が少ないと、肺胞（肺を構成している小さな袋で、ここで酸素と二酸化炭素が交換される）の粘膜の働きが悪くなり、鼻呼吸に比べて酸素の吸収量が減ってしまいます。

肺に届く以前に、冷たく乾いた空気は咽頭や喉頭を通りますが、それらの粘膜を痛めることになります。

口呼吸がよくない理由はそれだけではありません。

鼻呼吸のメリット、口呼吸のデメリット

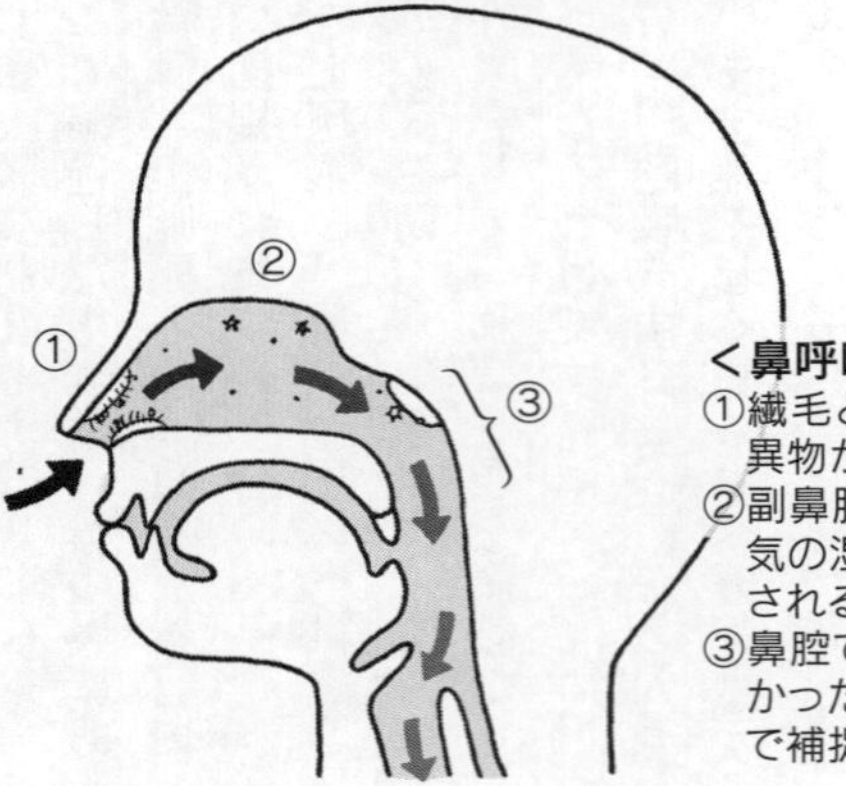

＜鼻呼吸の場合＞

①繊毛と粘膜によって、異物がブロックされる
②副鼻腔で取り込んだ空気の湿度や温度が調整される
③鼻腔でブロックできなかった異物が、上咽頭で補捉される

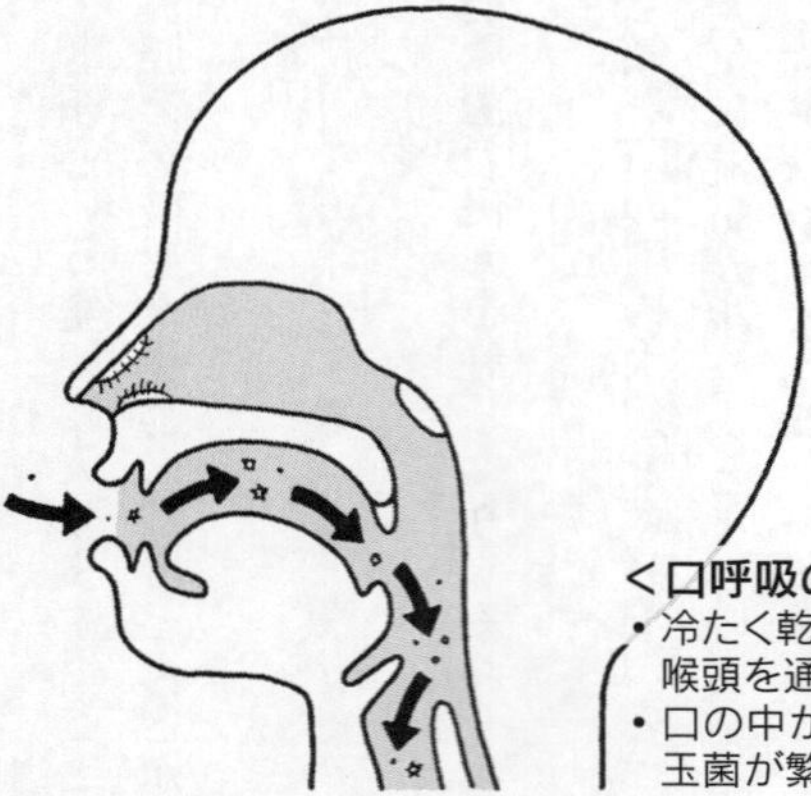

＜口呼吸の場合＞

- 冷たく乾いた空気が、咽頭や喉頭を通り、粘膜を痛める
- 口の中が乾燥するため、悪玉菌が繁殖しやすくなる

口の中が乾燥するために、唾液による殺菌・消毒作用が不じゅうぶんになり、悪玉菌が繁殖しやすくなってしまいます。唾液には、消化酵素のほかに、抗菌成分や免疫物質も含まれています。

免疫の作用も低下します。風邪をひきやすくなるし、咽頭炎、扁桃炎にもかかりやすくなります。異物をブロックするはずのリンパ組織自体が悪玉菌のたまり場になり、じゅうぶんに働けなくなるからです。

口呼吸は体にストレスを与えている

私たちは一般に、ストレスというと、人間関係や仕事によってもたらされる精神的なものと思いがちですが、体が受けるストレスもあります。口呼吸は体にストレスを与えます。

私たち人間は、口を閉じることによって、体の機能が正常に働くようにできています。もちろん、話をするときは口は開きます。

飲食するときも口は開きますが、しかし、口を開けて噛《か》むわけではありません。口を閉じて噛むことによって、体の機能が正常に働くようにできています。なぜなら、口を閉じて噛むから、噛むさいに舌をじゅうぶんに使い、それによってまた、唾液の分泌が促されます。

また、口を閉じていることによって、脳へスムーズに血液が送られます。

ふだんから口呼吸の習慣があるということは、それらの機能がじゅうぶんに発揮できないということです。それは体にとって、非常に大きなストレスを強いているということです。

口呼吸の習慣は、アレルギーや自己免疫疾患をはじめ、じつにさまざまな多くの病気の発症や症状悪化の一因になります。病気によって、発症のメカニズムはそれぞれ異なりますが、ひと言に集約すると、体にストレスがかかるからです。

当然ですが、口呼吸が習慣の人は、そのことに気づいていないので、その重要性を認識できません。

体に何か不調があるときには、まず、口呼吸を疑ってみることです。口呼吸が癖の人はもちろん、いまは口呼吸の癖はない人も含めて、口呼吸が体にストレスとなり、さまざまな病気や症状の発症に関係するということを、しっかりと認識しておいてほしいものです。まさかと思うようなことも、原因は口呼吸にある場合が、実際少なくありません。

口呼吸だと、風邪やインフルエンザにかかりやすい

風邪をひきやすいのも、インフルエンザにかかりやすいのも、主な原因は口呼吸にあります。

鼻で呼吸すれば、鼻がウイルスの侵入を防ぐし、口から感染するおそれもありません。一方、口で呼吸すると、鼻の防御機構が正常に機能しないし、口から感染するリスクも高まります。

実際、口呼吸から鼻呼吸に変えると、インフルエンザにかかりにくくなります。

インフルエンザの予防のために、鼻呼吸を生徒に指導し、実践させている学校があります。

２０１０年から２０１１年の昨シーズンは、長崎県南島原市の小林小学校で、口呼吸を改善させるために、私が考案した「あいうべ体操」（くわしくは4章を参照）を行なったところ、児童１２１人中、インフルエンザにかかったのは４人だけでした。率にしてわずか３％でした。

福岡県春日市の小学校では、ある学年だけに、教師が児童たちに『あいうべ絵本』の読み聞かせをしました。そして「あいうべ体操」を行なった学年のみ、インフルエンザによる学年閉鎖にならなかったのです。手洗い、うがいの励行も大切でしょうが、鼻呼吸を促し、口を乾燥させないこともそれ以上に重要なことがわかるエピソードです。

長崎県南島原市にある口之津小学校の福田泰三先生のクラスでは、「あいうべ舌体操」係がいて、毎朝、「あいうべ〜」と実践しています。今シーズンもインフルエンザが全校的にはやったそうですが、福田クラスだけは罹患者はひとりのみで、それも37℃程度の発熱ですんだとのことでした。

インフルエンザの予防は、マスク、うがい、手洗いが3点セットですが、これらを実行しても毎年のようにインフルエンザは流行しています。「あいうべ体操」を行なって口呼吸から鼻呼吸へと改善すると、ずっと高い確率で感染が防げます。

インフルエンザは予防ワクチンがありますが、効果はまだはっきりとは実証されていません。そんなものにお金と時間をかけるより、無料の「あいうべ体操」を行なうほうがはるかに役立ちます。

昨シーズンから、当クリニックでは、インフルエンザのワクチンはやめました。患者さんに行なわなかったし、スタッフも受けませんでした。しかし、感染した人は患者さんとスタッフを合わせても二名だけでした。

口がやたら乾くのも口呼吸のせい

口の中が乾くドライマウスの人がたくさんいます。口がやたらと乾くといって、しょっちゅう、清涼飲料水などで水分をとっている若い人がいます。口の乾き、つまり水分を欲するのは、口の中が乾燥し、潤《うるお》いが失われているからです。

では、水分を補給したからといって、口の乾きが取れるのでしょうか。取れるわけはありません。口に潤いをもたらすのは、唾液なのです。水分をとりすぎると、唾液はかえって薄められ、口の中はますます乾いてしまいます。

また、「冬は乾燥する季節なので、口の中も乾燥しやすい。そのため、水分の補給を心がけましょう」という健康関係の記事を見たことがあります。なるほど、空気が乾燥していれば、その乾燥した空気に直接さらされる顔や手の肌の水分は失われ、かさつくでしょう。しかし、口は閉じてさえいれば、唾液に満ち、潤っています。

口の中が乾燥するのは、口を開けているからで、ドライマウスの大きな要因は口呼吸です。本来の呼吸の仕方である鼻呼吸に戻せば、ドライマウスは改善していきます。

口呼吸の習慣を直す3つの方法

口呼吸の習慣がある場合でも、意識して口を閉じるようにするだけで、かなりその癖が解消され、口呼吸が原因で発症していた病気が改善する場合もあります。

ですから、自分は口を半開きにしているとか、よく口で呼吸していると気づき、自覚したら、まずは意識して口を閉じるとよいでしょう。

しかし、それだけで口呼吸が関係して発症している病気や症状が改善するとはかぎりません。

呼吸が関節リウマチをはじめ、さまざまな病気の発症や悪化に関係していると推測した当初、私は口を閉じる方法として、次のような方法を患者さんに指導し、実行してもらいました。

①夜寝るとき、サージカルテープを口に貼ってもらう。縦に貼るので、口を全部おおうわけではなく、鼻と通じている耳に悪い影響はありません。
②片嚙み（片側のあごだけで食べ物を嚙むこと）をやめ、左右のあご（奥歯）を均等に使って食べる。
③ガムやグミを嚙んで、咀嚼筋《そしやくきん》（ものを嚙むときに使う筋肉）を鍛える。

これら3つの方法を行なってもらったところ、驚くほど症状が改善する人がいます。しかし、すべての人に有効とはかぎらず、まったく効果があらわれない人もいます。口呼吸の癖が、どうしても直らない人がいるのです。その理由は次に説明します。

ちなみに、口にサージカルテープを貼る方法は、ロシアの内科医師のブテイコ博士が1960年ころに提唱しています。気管支ぜんそくや鼻炎などの治療法の本で、口にテープを横に貼る方法を紹介しています。いまから50年も前に、この方法をすでに考案していた医師がいたことに驚かされます。

鼻呼吸か口呼吸かは舌の位置が決める

なぜ、先の3つの方法を行なっても、口呼吸の癖が直らない人がいるのでしょうか。

じつは、鼻呼吸ができるかどうかは、舌の位置が鍵を握っています。口の中での舌の位置について考えたことがありますか。「ある」という人はほとんどいないでしょう。

口呼吸を改善し、鼻呼吸を自然に行なえるようになるには、舌が重要な役割を担っています。

そのメカニズムを簡単に説明しましょう。

私たちが正しく鼻で呼吸しているとき、舌の表面は、全体が「硬口蓋《こうこうがい》」にぴたりとついています。

硬口蓋というのは、口の中の上壁の前方に当たる部分です。上前歯の裏の部分を舌先でなぞると、まず歯茎の出っ張りがあり、その上から奥に向かっているくぼみがあるのがわかるでしょう。そこが硬口蓋です。粘膜におおわれていて、深部に上顎骨《じょうがくこつ》、口蓋骨があります。

舌の表面全体が、硬口蓋にぴたりとついていれば、口の中の空間は容積が最小になり、上下の歯の噛み合わせもしっかりしています。

舌は、この状態で口の中の空間を狭めて、殺菌や消毒に必要な唾液が蒸発しないようにしているのです。そうして、口の中が潤いを保っていると免疫の作用もうまく働きます。先ほど、口呼吸は口の中を乾燥させると述べましたが、口呼吸は唾液を蒸発させてしまうからです。

舌は、舌筋《ぜっきん》という筋肉でできています。筋肉ですから弱くなることがありますが、筋肉が弱くなると、口を閉じた際、舌は硬口蓋ではなく、上の歯の裏側につくようになります。さらに舌筋が弱まってくると、舌は下の歯の裏側につくようになります。つまり、舌の位置がどんどん下がっていくのです。

それはわずか1センチ程度の位置のズレですが、しかしその違いが健康を保つか、それとも病気になるか、その分岐点になるのです。

ただし、舌の表面全体が、硬口蓋にぴたりとついている、完全に正常な人はめったにいません。福岡県大牟田《おおむた》市のたかむら歯科医院の高村聖一院長が88人の舌の位置を調べた結果では、硬口蓋にぴたりとついているのはひとりだけで、舌の一部分が硬口蓋についているのが8人でした。残りの79人の舌先は、歯の裏側についていたのです。

ですから、基準としては、舌の一部分が硬口蓋についていればよいと判断しています。それにしても、約90％の人が正常な位置よりも下がっているのですから、口呼吸の人が多いのは当然です。

さて、あなたの舌の位置は？

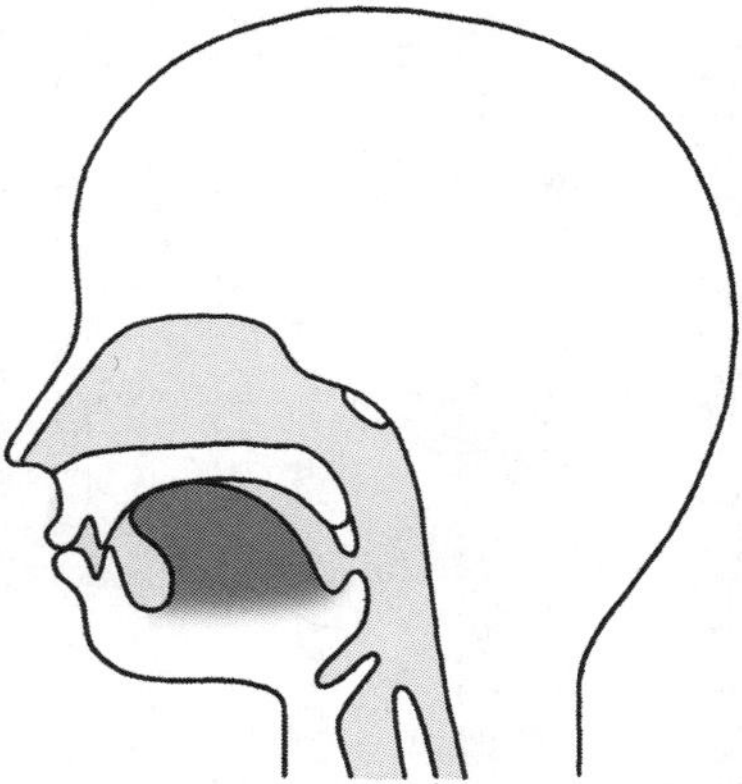

＜正常な位置＞
舌が硬口蓋にぴたりとついている

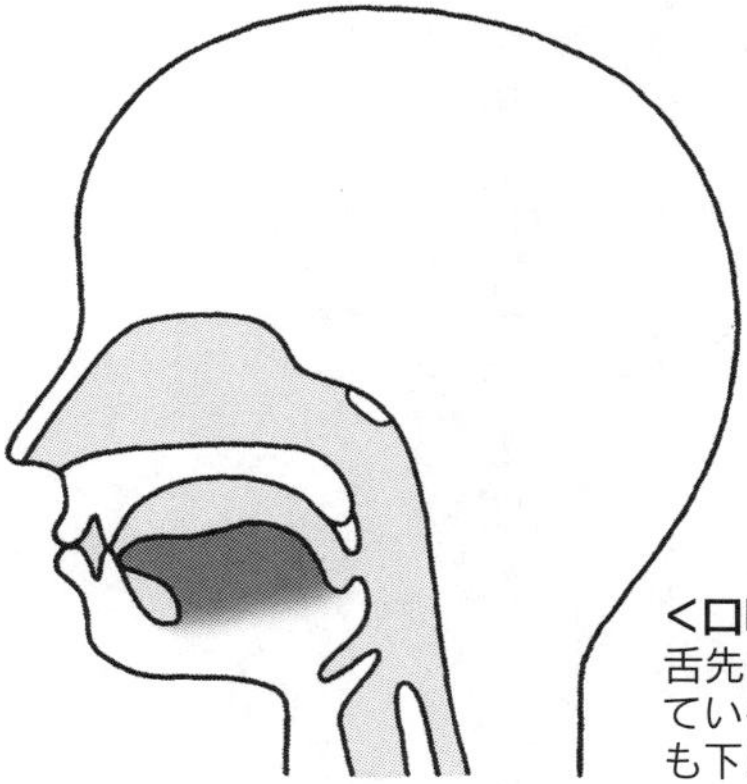

＜口呼吸が癖の人の位置＞
舌先が上前歯の裏側についている。あるいは、それよりも下についている場合も

いびきの原因も舌の位置の低下にある

舌が本来の位置にしっかりおさまっていると、いびきをかくことはありません。いびきは、舌や軟口蓋が下がることで、空気の通り道である気道がせまくなり、そこを無理やり空気が通ろうとするために起こります。

ですから、舌が正常な位置に回復すると、気道が広がり、喉頭蓋《こうとうがい》の位置、舌骨の位置も改善し、気道の抵抗が下がるので、いびきが改善されます。

「あいうべ体操」を行なったところ、いびきが消えた、ぐっすり眠れるようになった、というのはよく聞かれることです。

ただし、鼻炎のために鼻づまりしていて、いびきをかく場合は別です。鼻炎を治すことが先決ですが、口呼吸の習慣がある場合は口呼吸も関係しています。鼻で呼吸するようになると、鼻の通りがよくなり、鼻炎が改善し、いびきも治ります。

また、いびきをかく病気に睡眠時無呼吸症候群があります。原因は肥満、鼻の慢性的な病気などが挙げられていますが、口呼吸の癖を直すと改善してきます。このことから、口呼吸が原因で睡眠時無呼吸症候群が起きると考えるほうが妥当ではないでしょうか。

このほか、睡眠時の歯ぎしりも口呼吸が原因として関係しています。口呼吸をしていると、睡眠深度が浅くなるため、歯と歯が接触して歯ぎしりが起こるのです。

高血圧、糖尿病の改善にも鼻呼吸が役立つ

太った人に、いびきや睡眠時無呼吸が多いことはよく知られています。

睡眠時無呼吸症候群は、睡眠中にしばしば呼吸が止まる病気で、無呼吸の状態をくり返します。気道や鼻に病気があると、睡眠時の無呼吸を引き起こします。また、肥満の人については、気道の周りに脂肪が多いために気道が狭くなっていて、空気がそこを通るときにいびきが起こるし、さらには無呼吸になるといわれています。

ところがもうひとつの原因として、就寝中の口呼吸があります。あおむけに寝て、しかも口を開けていると、舌や軟口蓋が沈下し、気道がふさがれるからです。

そんな睡眠時無呼吸症候群と高血圧、糖尿病（高血糖）は、関係があると考えられています。

睡眠時無呼吸症候群は、メタボリックシンドロームと密接な関係があるとされ、睡眠時無呼吸症候群の人では、血圧や血糖値が高くなりやすいとみられています。

では、睡眠時無呼吸の人はなぜ、高血圧や高血糖になりやすいのでしょうか。一般的には、睡眠が妨げられることから交感神経が興奮するためとか、酸素不足が挙げられています。

また、睡眠時無呼吸の人は、炎症反応の指標であるＣＲＰの数値が高いことが報告されています。メタボリックシンドロームは、過剰に蓄積した内臓脂肪によって、炎症が起こり、それにともなって分泌《ぶんぴつ》されるさまざまな物質に影響されて、いろいろな代謝の異常が起こる病態の総称であると説明されています。この説に従うと、睡眠時無呼吸症候群も高血圧も糖尿病にも、背景には炎症があるわけです。

そうであるなら、睡眠時無呼吸症候群と高血圧、糖尿病に共通する一因として口呼吸が考えられます。なぜなら、口呼吸の習慣があると、扁桃などに慢性的な病巣感染を引き起こす原因となるからです。また、睡眠時の無呼吸そのものがまた、血圧や血糖値を上げる要因になると考えられます。

臨床的にも、三者は関係があります。

たとえば、睡眠時の無呼吸と高血圧の30代の男性は、口呼吸の癖がありました。降圧剤を服用していましたが、飲みたくないというので、「あいうべ体操」と就寝時に口にサージカルテープを貼ることのふたつの方法で対処するよう指導しました。

このふたつを実践したところ、なんと2か月で降圧剤が不要になりました。睡眠時の無呼吸が改善して、昼間に口を開けていることもなくなりました。

高血圧については、睡眠時の無呼吸が解消すると熟睡できるので、その結果、昼間の血圧が高くならないですむという面もあるでしょう。

糖尿病については、歯周病があると糖尿病が悪化します。それが、口呼吸の癖を直すと、歯周病が改善してきますが、それにともなって糖尿病もよくなってきます。歯周病と糖尿病の関係には、唾液の分泌が介在しています。つまり、口呼吸の癖が直り、睡眠時の無呼吸も解消すると、唾液がじゅうぶんに分泌されます。そのことが、歯周病や糖尿病の改善に役立つと考えられます。

口呼吸と高血圧、糖尿病の関係については、医学的、生理学的、代謝学的にはまだわからない部分がありますが、臨床上、睡眠時の無呼吸も含めて、関わりがあることは確かです。

うつ病も口呼吸と深い関係がある

現代に多い病気のひとつに、うつ病があります。うつ病は心の病ですが、口呼吸と深い関係があります。

桜美林大学の山口創准教授（当時聖徳大学講師）が行なった調査の報告があ

ります。この調査は、同大学の女子学生186人を対象に実施しました。「あなたの口は半開きか？　半開きではないか？」などのアンケートと、「気分調査票」という心理テストを行ない、口呼吸が体に及ぼす影響について調べました。「気分調査票」では、疲労感と、元気のなさを見る抑うつ度がわかり、それぞれ得点が高いほど、その度合いも強いとみなされます。

アンケートの結果では、186人中100人が「口は半開きではない」、86人が「半開きだ」と答えました。

報告は、この回答別に心理テストの結果を分析しています。それによると、疲労感、抑うつ度ともに、半開きの群のほうが顕著《けんちょ》に高得点という結果が出ました。

つまり、ふだん口が半開きになっている人は、口が閉まっている人よりも疲労感が高く、抑うつ度も高いことがわかったのです。しかも、半開きの群では疲労感、抑うつ度は、いずれも大学生の平均を上回り、抑うつ度では診療内科を受診中の人たちよりもやや高いという驚くべき結果でした。

ちなみに、「あいうべ体操」を同大学のゼミに紹介したところ、実践した学生たちから、「口呼吸をしなくなった」「体調がよくなった」などの声があがったそうです。

精神科や診療内科では、うつ病は薬で治療しますが、5年以上も抗うつ剤を服用している人はけっこういます。飲み続けなければならないのは、治っていないということですね。

うつ病は心の病、心の風邪などといわれますが、これもまず、体の使い方を誤るところが病気のスタートです。口呼吸と舌の位置と使い方の問題です。うつ病の人は、口を閉じたときの舌の位置が下がっています。また、姿勢が悪いのも特徴です。

それが「あいうべ体操」を行なって、口を閉じたときの舌の位置が上がってきて、鼻呼吸が習慣になると、うつ気分が解消してきます。そして、視線も高くなり、姿勢もよくなります。

このことから、舌は情動にも大きく関係していると、私は思っています。

まず、口呼吸の癖と舌の位置の改善を図《はか》ってみて、それでもだめなら薬を処方するという手順がよいのではないでしょうか。

過呼吸症候群になるのも口呼吸が原因

うつ病と同じように精神的ストレスが原因として起きる病気に過呼吸症候群があります。

この病気は、酸素を吸い込みすぎるために起こりますが、口は鼻と違い、空気をたくさん出し入れできます。

だから、過呼吸になります。鼻で呼吸するのが習慣の人に過呼吸症候群は見られません。これまで、私が診察した過呼吸症候群の人は、すべて口呼吸でした。

口呼吸をしていると口もとが醜くなる

口で呼吸する癖があると、マイナス面は病気や症状を引き起こす要因になるだけではありません。

口をポカンと開けているのも、半開きも美しい姿ではありません。本人は気づいていないのでしょうが、他人はそれを見て、みっともないと思うものです。

口呼吸の習慣はまた、歯並びを悪くします。

私たち人間の歯は、食べ物を噛み砕《くだ》くために、縦の力には強く、30kgでも耐えられます。ところが、前後や左右からの力には案外弱く、200gの力でも影響を受けます。ちなみに、歯科の歯列矯正は、この前後、左右からの力に弱い性質を利用して行ないます。

口呼吸をしていると、食べ物を飲み込むとき、舌で前歯を押すように飲み込む癖がつきやすくなります。このとき生じる力によって、歯並びが乱れ、いわゆる出っ歯（上顎前突）になったり、上下の噛み合わせが合わなくなったりします。このことは、多くの歯科医師が指摘しており、明らかです。

いつも口を半開きにして、口角が下がり、開けた口から出っ歯がのぞいた姿が美しいでしょうか。口呼吸は、口の中だけでなく、唇も乾燥させてしまうため、唇は艶《つや》がなく、ガサガサになります。

呼吸を正すと本来の美しい顔になる

さらには、口呼吸の癖は特有の顔貌《がんぼう》を示します。そのため、顔を見るだけで、口呼吸の習慣の有無はわかります。

特徴を挙げると、下唇が出ていて厚ぼったい。そのすぐ下のあごの部分に、梅干しのようなふくらみとシワができている。左右の目の大きさが違う。目の周りがはれぼったく、むくんでいるなどです。

こういった特有の顔貌がつくられる理由は、口を閉じていないために口輪《こうりん》筋《きん》、表情筋、咀嚼《そしゃく》筋《きん》など顔の筋肉があまり使われないからです。目の周りがむくむのは、目の下の筋肉が動かないからです。

また、女性の場合、左目が小さくなります。その理由は、右利きの場合、ふつう、いつも右手に箸を持って食べるので、口の左から食べ物を入れ、左側で噛んで食べます。片側ばかり使っていますが、口呼吸の習慣があると、その影響が濃く出ます。あごの左側ばかりを使ってしまうため、右目にくらべ、左目が小さくなります。

ちなみに、顔の左半分は女性顔といわれ、さまざまな影響による変化があらわれやすいと考えられています。女性の場合、口呼吸の習慣があると、左右の口角の高さが違ったり、左の法令線《ほうれいせん》が薄くなることがありますが、その理由も目の場合と同じです。

口呼吸のためにこのような顔貌になると、本来の顔のつくりから遠ざかります。はれぼったいまぶた、下顎の梅干しなどは、いずれも不健康に見え、見た目を悪くします。人間の顔は誰でも、もともとのつくりの美しさがあります。それをさらに美しく見せようとして、女性は化粧をします。また、不健康な状態は、本来の美しさを損ねる要因になります。さまざまな要因によって、本来のつくりよりも美しく、魅力的な容貌になっている人もいれば、その逆の人もいます。

口呼吸は、本来の顔のつくりを劣化させる大きな要因になります。美しい顔立ちの女性に、口呼吸が原因でそういう変化が見られると、それは非常に残念なことです。美しい顔を取り戻すためにも、口呼吸を改善しましょう。

2

●誰もがしている行動に潜む〝ワナ〟

その「習慣」が正しい鼻呼吸の邪魔をする

なぜ、口呼吸が癖になるのか

生まれたばかりの赤ちゃんは鼻で呼吸しています。舌の位置も、90・2%は上顎《うわあご》についていると、1881年に、耳鼻科医が報告しています。

このデータからも、口を閉じて鼻で呼吸するのが人間本来の呼吸の仕方であると確認できます。

それがなぜ、成長するにつれ、口呼吸になってしまう人が増えるのでしょうか。

基本的な要因として、人間は口でも呼吸できるからでしょう。できるから、する。原因は単純です。

しかし、これでは答えになっていません。

大半は、さまざまなきっかけや原因によって、口呼吸を始めるようになり、そして、それが癖になっていきます。きっかけや原因は次に挙げるように多彩です。

ため息は、口呼吸と病気の始まり

ため息をつくと運が逃げるとか、命を削《けず》るなどといいますが、ため息をつくだけで病気になります。ため息は、口呼吸が癖になるきっかけになるからです。

ため息をしょっちゅうつくのが癖になっている人がいます。そういう人が家族や職場などの身近にいると、聞かされるこちらまで気分が滅入ってしまうでしょう。

ため息には、心配事があってつくものもあれば、心配事が解消してほっと安堵《あんど》してつくもの、さらには感心したときにつくものもあります。

辞書で「ため息」という言葉を引いてみました。日本の近代で初の本格的な辞書として評価されている『大言海』（大槻文彦）には、次のように説明されています。

「溜めて、後に長くつく息。（思いつめた後などに）また、堪《た》えきれずなれる時、鬱積《うつせき》したる息を洩らすこと」

同じく戦前に出版された『修訂大日本国語辞典』を見ると、

「憂《うれ》い、嘆《なげ》きなどする時、ためて後に長くつく息」

とあり、『大言海』とほぼ同じです。

ところが現代の辞書では、たとえば『明鏡国語辞典』には次のように解説されています。

「心配・失望・感心などをしたとき、また緊張がとけたときなどに思わず吐く長い息」

『大辞泉』電子版には、

「気苦労や失望などから、また、感動したときや緊張がとけたときに、思わず出る大きな吐息」

これらの辞書によるかぎりでは、かつては、ため息は、思いつめたり、憂い、嘆いたりするときにつくものだったようです。ところが、現代では、緊張がとけたとき、感心したり感動したりするとき、「ほぉーっ」と息をつくことも、ため息に含めているようです。

両者の違いは明らかですが、それはともかく、感心したり感動したり、緊張が解けたときのため息は、健康上にとくに問題はありません。すぐに何にでも感心したり感動する人は現代に多いのですが、そのたびにため息をつく人は希《まれ》でしょう。あるいは、ついたとしても、憂い、嘆きにともなうため息ほど大きな吐息《といき》ではありません。

よくないのは、思いつめたり、憂いたり、嘆いたりするのにともなって出るため息です。

慢性的な病気を抱えている人は、この種のため息が癖になっている場合が多いのです。

先に挙げたどの辞書にも、「ため息は口でつくもの」と説明はされていません。精神的に疲れたときなど、やれやれといった感じで、鼻からフーッと呼気することがありますが、それはため息とはいいません。ため息は、口を開け、長く吐き出すものをいいます。

ため息を頻繁につくようになると、舌の位置が下がり、口が自然に開いたままになって、口呼吸の癖がついてしまいます。

舌がしっかり硬口蓋《こうこうがい》についていると、ため息は出ません。なぜなら、口の中にすき間がないからです。舌の位置が下がっていると、あごが開きやすくなり、がぜん、ため息が出やすくなるのです。

つまり、ため息は、体の構造がもたらす習慣なのです。そして、ため息をつくから、病気や体調不良、心の病がもたらされます。

ため息をよくつく人は、視線が低いことも特徴のひとつですが、これはうつ病の人も同じです。どちらの人も、口を閉じたときの舌の位置が下がっています。

「鼻ため息」に変えるとストレスも減る

ため息をつくことには、慢性的なストレスが関係していると思われます。しじゅうストレスにさらされているから、常にため息が口をついて出るのでしょう。ため息はまた、それをつくこと自体が、ストレスを増幅させるのではないでしょうか。

ですから、ストレスを解決することのほうが先決であるし、本質的な問題ではないかと考える人もいるでしょう。

もちろん、そのことは否定しません。しかし、ストレスが解決できれば苦労はしないし、問題にはならないでしょう。

悩みの種があって、それが解決できない、あるいは解決策が見つからないといった状態にあるから、慢性的にストレスになります。また、社会で生きていれば、日々、ストレスの種はあります。たとえば、上司に嫌みをいわれたりとか怒られたりとか……。上司に逆《さか》らえないなら、それらの不満やストレスのタネは飲み込むより仕方ありません。

では、趣味を持って、趣味に興じてストレスを発散すればよいと考えるかもしれません。なるほど、人によっては気分解消になるかもしれませんが、悩みやイライラのタネが解消されたわけではありません。明日は明日でまた、嫌な上司と顔を合わせなければいけないかと思うと、それだけでストレスになることもあります。

ではどうすればよいかというと、「ストレスと口呼吸は一体になっている」

と考えるとよいでしょう。

多くの人は、生きているかぎりストレスから完全に逃れることはできません。しかし、口呼吸はやめることができます。口を閉じたときの舌の位置が正しくなると、ため息が出なくなります。前述しましたが、ため息をつくこと自体が、ストレスを増幅させます。

つまり、悪循環に陥《おちい》りますが、そのマイナスの循環を断ち切るためには、口呼吸をやめるのがいちばんの方策です。

ちなみに、ため息をなかなか止められないという人は、こんな方法を試してみるのも一法です。それは、ため息をつきそう、と思ったらすかさず、その息を鼻から出すのです。名づけて「鼻ため息」です。

ため息をつくと病気になると述べましたが、当クリニックでは、これまで、ため息をつくのをやめて健康を取り戻した人がたくさんいます。そしていまも、元気を取り戻す人は増えています。

「鼻ため息」は、「あいうべ体操」と同じように、お金も時間もかからない、簡単で楽に実践できる健康法です。ぜひ、試してみてください。

ため息は健康の天敵

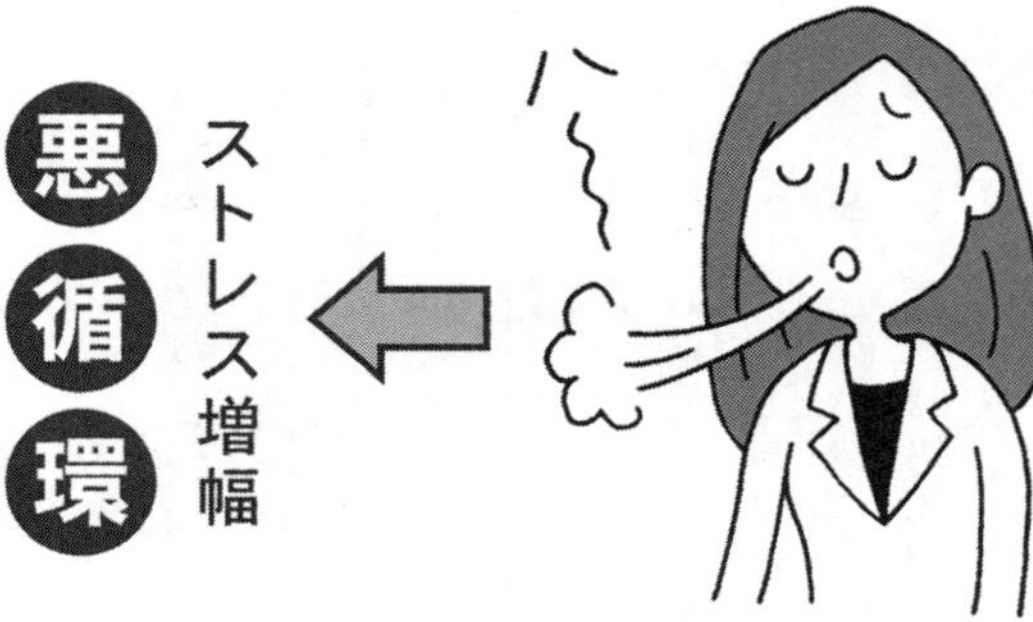

ため息は、口呼吸の癖がつくだけでなく
ストレスも増幅させてしまう

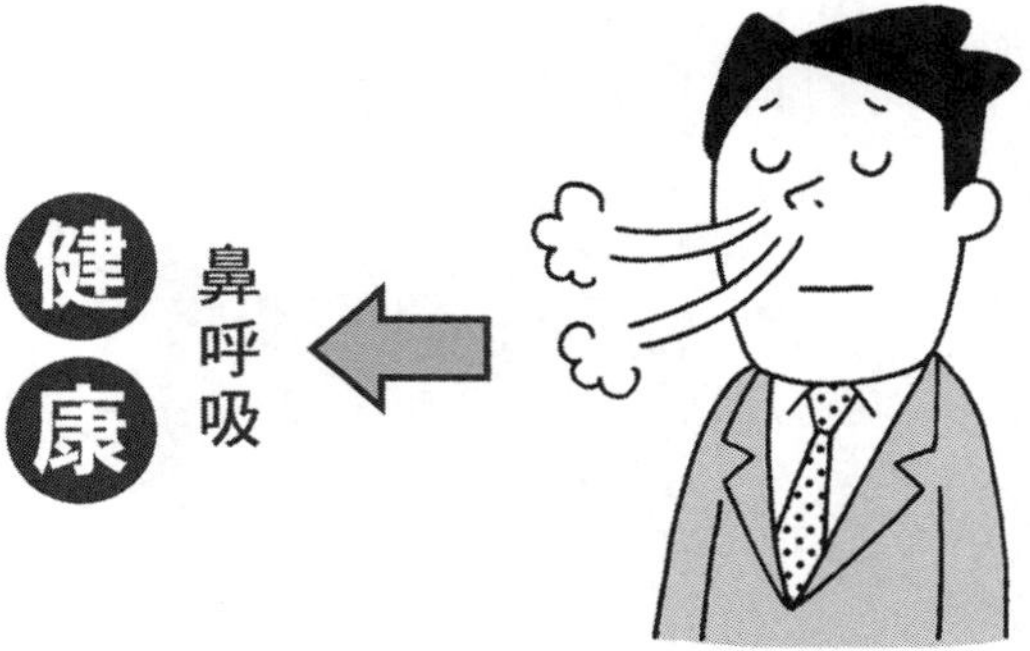

ため息を「鼻ため息」に変え、正しく鼻で呼吸するように
改善すれば、心身の健康を取り戻せる！

おしゃべり好きな人は口呼吸が習慣に

私は口呼吸と病気のことを長年研究してきましたが、おしゃべりな人はほぼ100％近く、口呼吸が癖になっています。

なぜなら、夢中になっておしゃべりをしているとき、人は鼻と口の両方で呼吸しがちになるからです。その割合は、およそ半々です。

話すときは、当たり前ですが口を開けます。そのため、人に会っているときにずっとおしゃべりする人は、口を開きっぱなしです。また、速射砲のように早口でしゃべり続けるとなおさらで、口で呼吸する割合が多くなります。

そのため、おしゃべり好きな人は、自然と口呼吸が癖になります。

実際、患者さんの中には話し好きな人がいますが、そういう人は、かならずといってよいほど口呼吸の癖があります。

口呼吸の習慣がある患者さんに、「○○さん、あなた、おしゃべり好きでしょう」と聞いてみると、「ええ、仲良しの友達とお茶して、しゃべるのが大好きですし、唯一の息抜きです。でも、先生、どうしてわかったのですか」などということが時々あります。

こういう人に対しては、診察のたびに、口にチャックをするしぐさをしてみせて、「○○さん、チャックですよ、チャック」といって、注意を促《うなが》すようにしています。

いつも笑っている人も口呼吸予備軍

女性にとかく見られますが、人に会っているとき、いつも微笑んでいる人がいます。極端な例を持ち出すと、2時間会っている間中、ずっと笑顔です。目だけではなく、口で笑っているので、口は絶えず半開きです。そして、時には、さも愉快そうに、相づちを打って笑ったりします。

笑顔でいることは、仏頂面《ぶっちょうづら》をしているよりもいいことは確かです。笑顔は、人間関係において潤滑油《じゅんかつゆ》になるでしょう。

女性は男性よりも、人とあつれきを起こしたくないという気持ちが強いから、笑顔を心がけるのでしょう。動物の場合、相手に歯をむいてみせるのは敵対行為です。笑顔はその逆で、「私はあなたに危害を加えませんよ」というサインです。

アメリカでは社交の笑顔が発達しましたが、それは笑顔を見せないと敵意を持っていると思われるからだといわれています。だから、相手に、敵意を持っていないこと、フレンドリーであるとわかってもらえるよう、思いきり笑わないといけないそうです。

しかし、いつも口を半開きにして、あるいは、もっと開けて笑っていると、口呼吸が身につくリスクがあります。かつて、日本では目で微笑むというしぐさがありました。口を開けて笑うのではなく、目で微笑むことが身につけられればよいのではないでしょうか。

マスクをする習慣もじつは危ない

近年、冬は毎年、インフルエンザの脅威が喧伝《けんでん》されます。近々、パンデミックが起きると予想されています。パンデミックとは、感染症の世界的大流行のことです。

そこで、予防のために、マスク、うがい、手洗いを励行《れいこう》するように勧められています。風邪のときのマスクは、もともとは他人にうつさないためのものでしたが、最近では、感染予防のためにつける傾向が高まってきました。

インフルエンザに続き、花粉症の季節が到来しますが、花粉症の人は花粉を鼻や口から吸い込むのを防ぐためにマスクをします。こうして、冬から春にかけて、外出するときはマスクをつけるのが、日々の習慣という人さえいます。

ところが、マスクを装着すると、マスクの布が空気の通りを邪魔するので、鼻で呼吸をしにくくなります。鼻で呼吸するのが苦しいため、鼻と口の両方で呼吸しがちです。あるいは、口のみで呼吸することになります。そのため、自然に口呼吸が身についていくのです。

ここ数年、一年中、マスクをするのが習慣の人もあらわれてきました。花粉症の原因となる植物には、スギだけではなく、ヒノキやブタクサなどもあります。そのため、スギ花粉の飛散の時期が終わったら、今度はヒノキの花粉が飛散し始めるといった具合です。だから、年中、マスクが手放せないのでしょうが……。

さらには、ペルソナのためにマスクをする人も増えてきているといわれます。

ペルソナとは、深層心理について研究したスイスの精神科医であり心理学者のカール・グスタフ・ユングが提唱した概念です。ペルソナという言葉は、元来、古典劇において役者が用いた仮面のことですが、ユングは人間の外的側面をペルソナと呼びました。わかりやすく説明すると、周囲に適応するための仮面をかぶることです。

その元の意味は現在でも議論の対象になっていますが、都会化が進んだ今日、社会は知らない人だらけです。そこでは仮面をかぶったほうが安全なので、人はそれにふさわしい表情をつくります。

マスクは、現代人にとって、非常に都合がよいペルソナになっています。なぜなら、口元の表情が他人に見られません。感情を読まれないので、精神的に楽です。

そのため、風邪をひいているわけでも、花粉症でもないのに、いつもマスクをするのが習慣になっています。マスクによって、社会の目から自分をガードすることができます。その安心感を覚えると、マスクが手放せなくなるのではないでしょうか。

公の席、たとえば会議の席上でマスクをするのは本来、失礼な行為です。しかし、いまの常識では、インフルエンザや花粉症のためという理由を認める社会風潮が生まれているように思えます。

マスクは口呼吸を引き起こす要因になります。必要以上にマスクをするのはやめたほうがよいでしょう。

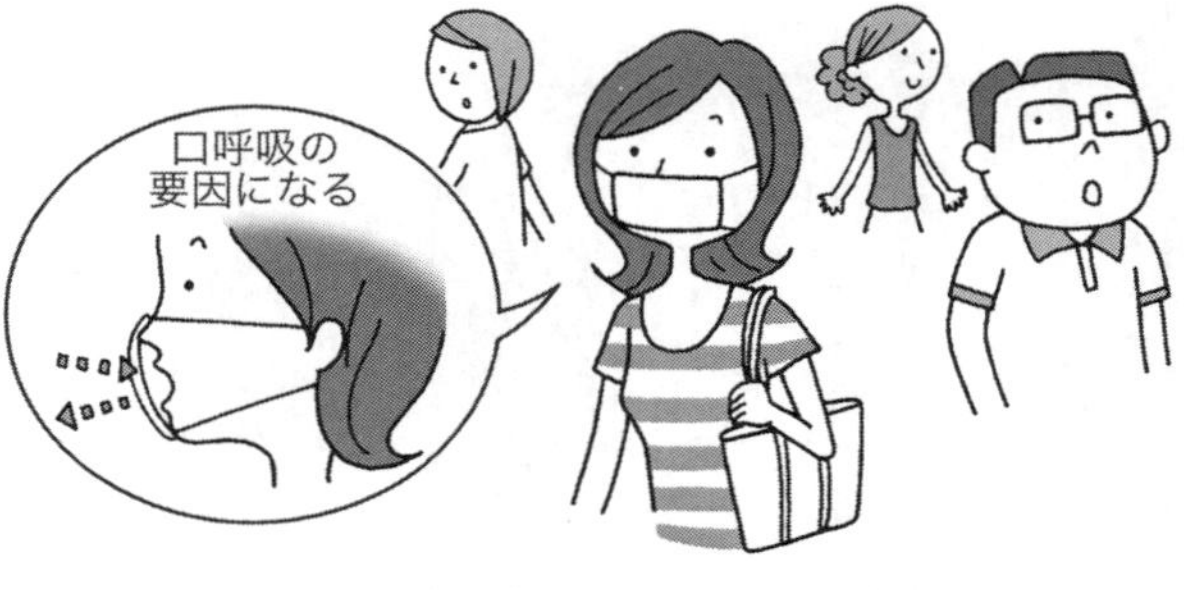

マスクは、本当に必要なときだけするように

鼻炎や鼻づまりと口呼吸の関係とは

鼻づまりも、口呼吸が始まるきっかけになります。風邪をひいて鼻が詰まると、当然ですが、口で呼吸します。鼻で呼吸できないので、仕方がありませんね。

しかし、風邪が治ったあとも、口で呼吸することがあります。そして、口で呼吸するのが癖になってしまいます。風邪をひいたら、早く治して、鼻呼吸を取り戻すことが大事です。

また、花粉症や通年性のアレルギー性鼻炎も、鼻づまりを引き起こし、鼻汁が出ます。鼻で息をするのが苦しいため、どうしても口で息をしてしまうのでしょう。鼻炎の治療をして、口呼吸の習慣が身につかないように注意してください。

また、先に触れましたが、マスクをする習慣は口呼吸が癖になる要因です。風邪や花粉症のためにマスクをすると、口呼吸になるリスクはダブルになります。

ところで、この項の冒頭で述べましたが、鼻が詰まっていれば、口で呼吸します。だから口呼吸が身につく場合があると考えるのは、理屈に合っています。

ところが逆に、口呼吸の弊害《へいがい》で鼻づまりが起きている場合があります。私はむしろ、鼻づまりの原因は口呼吸にあると解釈すべきだと思います。

鼻づまりが口呼吸を招いたのか、それとも口呼吸が鼻づまりを起こしたのか、それをあとから断定するのは難しいところです。

しかし、口呼吸から鼻呼吸に変えたら、鼻炎の症状が解消する患者さんが多くいます。鼻炎は口呼吸が原因の場合もあるのです。

どちらにせよ、鼻づまりや鼻汁と口呼吸はセットにして考えることが求められます。

なお、鼻の病気の中で慢性鼻炎は、口呼吸をもたらす最大の要因です。きちんと治療をして、鼻で呼吸ができるようにすることが求められます。

職業によっても口呼吸が癖に

口呼吸の習慣は、職業上の事情によってももたらされます。口呼吸になりやすいのは、しゃべることを余儀なくされる職業です。

保育園や幼稚園の保育士や教諭は、小さな子供を相手にしているため、常にしゃべっていなければなりません。

保育士たちと子供たちのやりとりを見ているとわかりますが、子供たちは常に声を張り上げ、騒ぎ、いっときもおとなしくしていません。そういう子供たちを注意し、指導するために、保育士たちは常に言葉を口にしています。しゃべる頻度は子供たちを上回っているでしょう。

小学校の先生も、とくに低学年の担当の場合、始終しゃべることを余儀なくされます。しゃべっているときは、鼻と口の両方で呼吸します。とくに保育園や幼稚園の保育士や先生のように、絶え間なく連続して、大きな声でものをいう場合、その傾向は強くなります。

だから、鼻と口の両方で呼吸することが身につき、癖になってしまうのです。保育園や幼稚園の先生だけでなく、アナウンサーなどしゃべることが職業の場合、このリスクからまぬがれません。とくに早口でしゃべることが求められると、どうしても、鼻だけでなく、口でも呼吸をすることになってしまいます。

運動やスポーツも口呼吸の原因になる

運動やスポーツも、口呼吸の習慣をもたらします。

たとえば、走る競技では、短距離ではほとんど呼吸を止めて走ります。ところが中距離や長距離走では、呼吸が苦しくなるので、鼻だけでなく、口を使って呼吸をします。

たとえば、フルマラソンの競技選手でも、快調に飛ばしているときは、口をしっかり閉じて、鼻で呼吸をしています。ところが、15㎞、20㎞、あるいは25㎞のあたりで、故障が生じたり体調の不具合が起きると、とたんに口を開け、あえぐような苦しい表情に変わります。鼻よりも、大半の呼吸を口でするようになります。

運動やスポーツの多くは、持久力を必要とします。ジョギングやランニング、長距離走やマラソン、テニス、卓球、サッカー、ラグビー、エアロビクスダンスなどは、有酸素運動といわれ、血液中に酸素を取り込みながら行ないます。

持久力を保とうとすると、鼻だけで呼吸をするのは苦しくなるので口でも呼吸します。それは必然ともいえるでしょう。たとえウォーキングでも、坂道が続いたりすると、呼吸が苦しくなって、鼻と口の両方で呼吸をします。

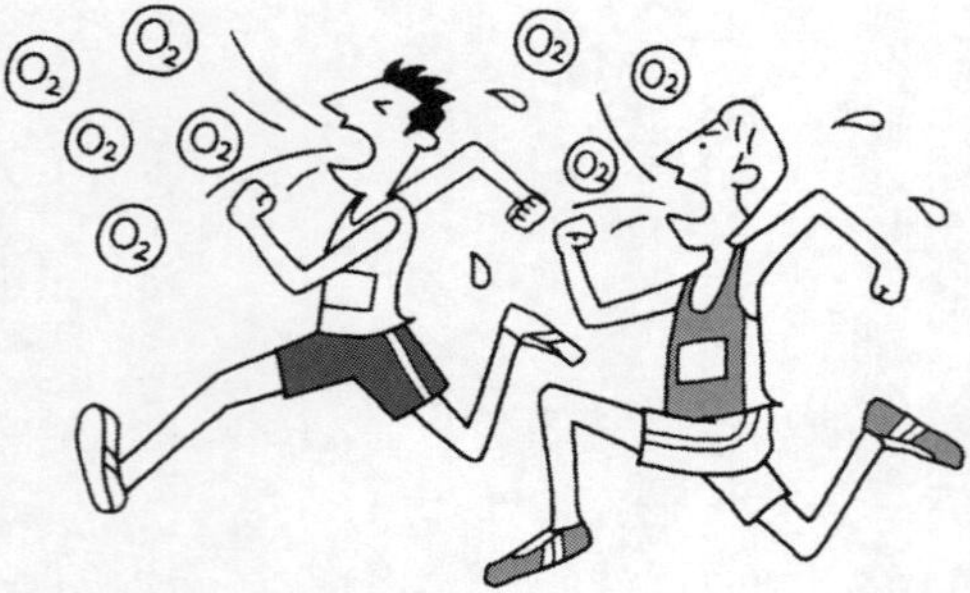

激しい運動時には、多くの酸素を取り込むため、口でも呼吸しがちに

持久力を必要とする運動やスポーツはどれも、運動中、競技中は口呼吸になります。そして、それによって、口呼吸が身につき、癖になるリスクをはらんでいます。

水泳は口呼吸を改善する?

泳ぐときは、水の上に顔を出したときに呼吸します。鼻だけでは間に合わないので、鼻と口の両方で呼吸します。

ですから、鼻呼吸の観点からはすすめられません。しかし、小児ぜんそくの改善に水泳を勧める医師がいるし、実際に水泳を行なって改善した人がいることは事実です。

水泳は、口呼吸を強制するはずですから、不思議です。

このことを以前から不思議に思っていたところ、インターネットで外国の文献を探りあてることができました。そのホームページでは、水泳が呼吸に及ぼすよい影響について、「水に顔をつけているときは、呼吸パターンが変わり、無理矢理にでも口を閉じることを強制されます。そして二酸化炭素に対する耐性ができる」と説明されています。

気管支ぜんそくが水泳によって改善するのも、口を閉じるのが習慣になった結果と解釈すると、納得できます。

水泳は口呼吸を強制するのか、それとも口を閉じることが身につくのか、それはともかくとして、口を閉じればぜんそくはよくなることは間違いありません。

なお、水泳の効用としてもうひとつ考えられるのは、周りがずいぶんと湿気のあるところですから、その湿潤した環境に身を長く置くことができるという面もあるでしょう。

太極拳、歌唱、吹奏楽も口呼吸のリスクが…

太極拳《たいきよくけん》や吹奏楽も、口呼吸が始まるきっかけになります。

太極拳は、呼吸法に合わせて静かに体を動かしますが、呼吸は口からフーッと息を吐きます。それが癖になると、口呼吸になるおそれがあります。とはいえ、太極拳の発祥地の中国の言葉は、舌を使う発音が多いので、弊害が出にくいのかもしれません。

それに対して、日本語は舌を使って発音する言葉は少ないので、いつも口から息を吐くことをしていると、口呼吸になりやすいと思われます。

プロの歌手やカラオケが趣味で毎日歌う人、吹奏楽が職業の人や趣味で吹奏楽に興じる人なども、口を開ける機会や口から息を吐く機会が多いため、口呼吸になるリスクがあります。

出産時の呼吸法も口呼吸につながる

人間は直立二足歩行をするようになって、霊長類として大きく進歩しました。しかし、そのための弊害もあります。出産に難儀するのもそのひとつで、人間以外の哺乳類は基本的にはみな安産です。

スムーズに出産するための方法として、妊婦さんは、吸った息を「ヒッ・

ヒッ・フー」と口から吐く呼吸法を指導されることがあります。産婦人科医によっては、妊娠30週ころから始めるとよいと勧める場合もあるし、あえて練習する必要はないという医師もいるようです。

その是非は私にはわかりませんが、一定期間、一生懸命練習すると、それが癖になり、口呼吸が身につくきっかけとなることがあります。

生まれてくる赤ちゃんと一緒に健康になっていけるよう、マザークラス（母親学級）から鼻呼吸についての指導を取り入れてほしいものです。

3

「誤った体の使い方」が体と呼吸をダメにする

●寝方や食事の仕方はとくに注意！

うつぶせ寝は体に悪い

体の誤った使い方の癖はいろいろあります。そのうちでも、現代人にとって大きな問題になっていると考えられるものとして、寝方が挙げられます。

数年前、うつぶせ寝がマスコミで取り上げられ、ちょっとしたブームになりました。そのため、うつぶせ寝を勧める医師たちがいて、その本も何冊か出版されました。

人は洋の東西を問わず、昔からあおむけに寝てきました。それが一般的な寝方です。そのことは過去の絵画や写真を見ればわかります。

うつぶせ寝は、その常識を打破しようというものですが、ほんとうに健康によいのでしょうか。結論からいうと、間違っています。

では、寝方については、これが人間として正しい寝方というのがあるのでしょうか。私は、あると思います。

動物（哺乳類）はふつう、うつぶせに寝ます。人間も哺乳類の一員だから、本来はうつぶせで寝るのが正しい、との意見の人もいるようです。この場合、本来という但《ただ》し書きが曲者《くせもの》で、人間が他の動物と同様に四足歩行のままであれば、うつぶせ寝が自然にかなった寝方でしょう。

しかし、人間は進化し、知能が進化しました。その進化の過程で、体の構造も変わってきました。他の動物と決定的に違うことは、直立二足歩行をするようになったことです。

そして、首のつき方も変わりました。動物の首がうつぶせで寝るのに適しているのに対して、人間の首はあおむけに寝るのがふさわしいつくりになっているのです。

睡眠時無呼吸症候群を改善するなら

うつぶせ寝には、うつぶせ寝を推奨《すいしょう》している医師によると、さまざまな効用があるといいます。

そのひとつは、いびきや睡眠時無呼吸症候群が抑えられることですが、それは当然でしょう。

睡眠時無呼吸症候群は、いびきが続き、就寝中に時々、瞬間的に呼吸が止まる病気です。原因はどちらも、就寝中に舌や軟口蓋《なんこうがい》が沈下し、気道をふさぐことにあります。

あおむけに寝ると、気道がふさがれるため、鼻で呼吸しようにもうまくできません。無理をして呼吸しようとして空気が気道を通ろうとするときに雑音が出るのがいびきです。風邪や鼻炎で鼻が詰まっていると、ふだんはいびきをかかない人がいびきをかきますが、これも同じことです。

うつぶせに寝て顔を横に向けると、舌や軟口蓋の沈下が防げるため、当然、いびきをかかないし、睡眠時の無呼吸も起こりにくくなります。

とはいえ、1章でも説明しましたが、いびきをかくのは、口呼吸の癖がある人です。正しく鼻呼吸をしている人は、口を閉じたとき、舌の位置は硬口《こうこう》蓋《がい》につきます。

ところが、口呼吸をしている人は、舌筋《ぜっきん》が衰《おとろ》えているため、あおむけに寝ると舌が沈下して気道がふさがれてしまいます。その結果、いびきをかいたり、睡眠時無呼吸症候群になったりするのです。ですから、うつぶせを推奨するよりも、まずは正しい鼻呼吸に変えることが大切だと私は思っています。

また、うつぶせ寝の効用として、熟睡でき、体調がよくなるといいますが、いびきや睡眠時の無呼吸が起こらないなら、熟睡できるのは当たり前でしょう。よく眠れると、翌日に体調がよいのも当然のことです。さらには、腰痛や肩こりが改善するといいます。

それらの効用が強調されていますが、うつぶせ寝は基本的に姑息《こそく》な健康法なのです。

うつぶせ寝は対症療法である

うつぶせ寝は、その場しのぎの、対症療法的な姑息な方法です。姑息とは、「その場しのぎ」という意味で、医療用語としての姑息には、「一時的」とか「緩和《かんわ》のため」という意味合いがあります。

うつぶせに寝ると、いびきをかかなくなり、睡眠時に無呼吸にならないのも、前述したように、顔を横に向けて寝ると、舌が沈下せず、気道がふさがれないからです。

いびきや睡眠時無呼吸症候群が根本から治るわけではありません。

腰痛や肩こりの改善については、腰痛があると、あおむけに寝ると痛みが出て、あおむけに寝ようと思っても寝られないことがあります。そういう場合、うつぶせに寝ると、痛みがあまり起こりません。肩こりも同様です。

しかし、それはあくまで対症療法の手段で、根本から改善するものではないのです。

うつぶせ寝を勧める医師の中には、救急医療や終末期の医療が専門の医師もいます。

人工呼吸器が装着されていて、ずっと仰臥位《ぎようがい》(あおむけの姿勢)を強《し》いられた状態の患者さんに対して、呼吸機能の改善や褥瘡《じよくそう》(床ずれ)の予防などのために、腹臥位《ふくがい》(うつぶせの状態)にすることがあります。自分では動くことが難しい高齢の患者さんに対しても、呼吸の確保や褥瘡の予防のために、うつぶせに寝させる場合があります。

集中治療では、ほとんどの患者さんは、鎮静下で人工呼吸器をつけられ、自分では動くことができません。そこで、褥瘡の予防などのために、一定の間隔で体位を変換することが求められます。呼吸状態が悪くなったり、臥床が長期化すると、痰《たん》が下のほうに溜《た》まるので、ひっくり返して（うつぶせの体勢にして）呼吸をさせるわけです。

無意識下のうつぶせ寝健康法です。そうすると、痰が下になったほうに下りてきたり、重力によってつぶされていた肺組織が膨《ふく》らんだりして、ある程度呼吸機能が改善します。だから、時々腹臥位の体位に替えるのは患者さんの命を守ることでした。

しかし、勘違いしてはいけないのは、いずれも病人の場合であることです。これらのケースをふつうの人に当てはめて効用を説《と》くのは極論であり、そのまま健常人に当てはめることは困難です。

睡眠中のいびきや無呼吸を予防するためにうつぶせ寝を実践すること自体、悪いこととはいえません。けれど、それは根本的な解決法ではないのです。

また、うつぶせに寝ていると、呼吸を確保するために、顔を横に向ける姿勢になります。そうすると、顔を枕に押しつける格好になるため、どうしても口が開いてしまいます。

ふつうの人は、起きていれば意識して口を閉じることはできますが、寝ているときにはできません。ということは、寝ている間、口がポカンと開きっぱなしになってしまうおそれがあるのです。そうなれば、ここまで説明してきたように、口腔内《こうくうない》が乾燥し、唾液《だえき》による殺菌・消毒作用が発揮されず、悪玉菌が増え、免疫《めんえき》作用を低下させます。

そして、本来は鼻呼吸をしていた人も、うつぶせ寝を習慣にしていると、口呼吸が癖になってしまうことさえあるのです。

うつぶせ寝は、いびきや無呼吸を減らすかもしれませんが、それによる大きな代償があることを、忘れないでください。

間違った寝方は歯並びと顔をゆがませる

うつぶせ寝の問題や欠点は、まだあります。ひとつは、歯並びを悪くすることと、もうひとつは顔をゆがませることです。

いずれも、顔の一方の側が就寝中、いつも圧迫されることが原因です。うつぶせ寝は、顔を左右どちらか横に向けて寝ますが、左右交互に向く人はいないでしょう。たいていは、いつも向く方向は左右どちらか決まっているものです。

ということは、いつも一方の側の顔が下になり、圧迫されます。

右側を下にして寝ると、右のあごや歯が圧迫されるため、歯並びが悪くなります。頬も圧迫されるため、顔がゆがみ、左右非対称の顔になります。圧迫される側の目も小さくなります。

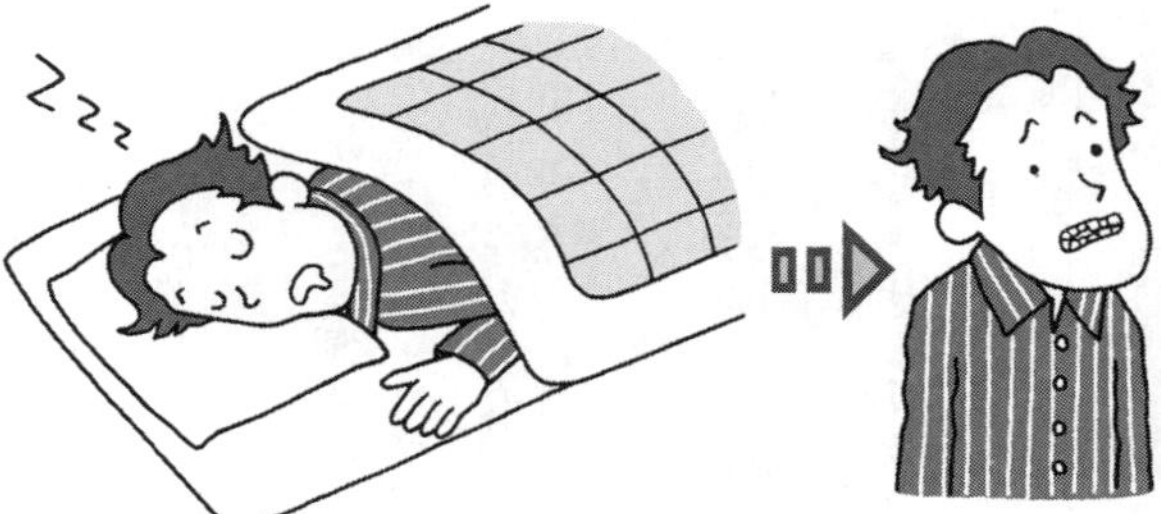

うつぶせ寝は歯並びを悪くし、顔をゆがませる原因に

顔やあごがゆがむと、それは全身に影響するため、体がゆがむ原因にもなります。

弊害は、それだけにとどまりません。免疫にも影響し、関節リウマチなどに悪い影響を及ぼします。

ちなみに、うつぶせ寝以外にも、横向きの寝方を、いびきや睡眠時無呼吸症候群の患者に勧める医師がいます。なるほど、顔を横にしてうつぶせに寝る場合と同様に、舌や軟口蓋の沈下が防げるので、いびきをかかないし、無呼吸にはならないでしょう。

体調が悪かったり、何か病気がある場合、あおむけに寝るよりも、体を横向きにして寝るほうが楽なものです。しかし、横向き寝はけっして健康的な寝方ではありません。

いつも同じ側を下にして横向きに寝る習慣も、顔をゆがませるリスクがあるからです。

そのため、横向きに寝るのが習慣になっている人は、ぜひ改め、あおむけに寝るようにしたいものです。

低反発枕を使ってのうつぶせ寝は考え物

いまや、低反発枕はたいへんな人気です。けれど、私はあまりオススメしません。

低反発枕は、気持ちがいいので、寝返りをあまり打たなくなります。そうすると長時間、うつぶせの姿勢のまま横に向けた顔を枕に押しつけている状況になります。しかし、このようにどちらか一方の顔を枕に押しつけていると、片側の顔が圧迫され、歯並びが悪くなったり、顎関節症を引き起こす原因になるのです。実際、低反発枕を使用している人では、ふつうの枕を使っている人よりも、顎関節症の割合が高いことがわかっています。

人はあおむけに寝ることで発達する

私たち人間の体は、あおむけに寝ることによって発達していきます。

具体的に例を挙げると、あおむけに寝ることによってあごや歯が発達します。これらが発達することは、社会で生きるために重要であり、社会的人間に育つために欠かせません。

そして、あごや歯の発達は、脳の発達に関係します。このことも、社会的人間として成長するために絶対必要な要素です。

また、就寝中に、私たちの体は、傷ついた臓器を修復するといわれます。骨格も修復します。昼間行動するとき、体はいろいろな使い方をするので、骨や骨格には無理がかかります。ゆがみが生じますが、あおむけに寝ることによって、背骨は矯正されます。

うつぶせ寝ではそれらの効用は得られないので、人間としての発達が阻害されます。また、安眠も邪魔されます。睡眠は自律神経のバランスを整える作用もありますが、熟睡できなければ、その効用も得られないでしょう。

うつぶせ寝にはいろいろ問題があると私は考えるのですが、うつぶせ寝を勧めている医師もおり、その著書には、「あおむけ寝がよいとする医学的根拠もない」と書かれています。また、「なぜ、あおむけ寝がよいのか？　の問いに答えられる医療従事者はいないと思います」とも書いてありますが、前述のように根拠はあるわけです。

鼻で呼吸するように　あごを縛って寝たアメリカ先住民

1章でボーイスカウトの本の中にある、「口を閉じれば、命を長らえる」という言葉を紹介しました。この言葉は、アメリカ人画家、ジョージ・カトリンという人の本からの引用です。

前述しましたが、カトリンは、画家であり旅行家であり、著述家としても業績を遺しました。アメリカ先住民を滅ぼしてはいけない、彼らの文化や慣習を残さなければならないと、取材調査して、何冊かの本にまとめました。

カトリンの本には、「アメリカ先住民は、しっかりと鼻で息が出来るように、寝るときにはあごを縛《しば》って、開けられないようにした」とも書いてあり、その絵も載っています。

古代ギリシャの医師で、科学医学の基礎を築き、医聖と称されるヒポクラテスも、「頭の形の悪い子は、歯並びがよい、頭の形のよい子は、歯並びが悪い」と書き残しています。つまり、うつぶせ寝によって歯列が不整になるといっています。

古くから、うつぶせ寝の害を認識していた人はいたわけです。

舌を鍛えればうつぶせ寝は直る

前述したように、うつぶせ寝はあくまでも、睡眠時のいびきや無呼吸を一時的にしのぐ方法にすぎません。改善途中の方法と見なせば、一時期、そのような体位、寝相《ねぞう》の時があっても仕方がないでしょう。けれど、それをずっと続けるのはよくありません。

いびきをかかない体、無呼吸にならない体をつくること、つまり、舌や軟口蓋が落ちない体をつくるのが目標であって、うつぶせに寝るのが目標ではないでしょう。あおむけに寝ても、舌や軟口蓋が沈下しないような体になることが大事であるし、求められます。

そのためには、舌の筋力を鍛《きた》えることが必要で、その方法としては、4章で紹介する「あいうべ体操」が役立ちます。いびきや睡眠時の無呼吸については1章で取り上げているので、そちらを参照してください。

ちなみに、口を閉じると、それだけで口輪筋《こうりんきん》が鍛えられ、舌は沈下しにくくなります。ふだんから、常に意識して口を閉じるようにしましょう。

〝寝乳〟は母子の顔をゆがめる

お母さんが母乳で赤ちゃんを育てる場合、気をつけなければならないことのひとつに、寝乳があります。この寝乳という言葉は、いつ、誰がいいだしたのかはわかりません。以前から、添い乳という言葉もあります。

寝乳も添い乳も、赤ちゃんを寝かしつけるために、横に寝かせた赤ちゃんに母親が添い寝をして、母乳を飲ませることです。母子ともに横向きの状態です。

たとえば、赤ちゃんの左側にお母さんが横になると、お母さんは体の右側を下にします。一方、赤ちゃんは左側を下にします。そして、お母さんは、その体勢を保つために、右手で頬杖をします。

いつもこの体勢で母乳を飲ませていると、どうなるでしょうか。母親は顔の右半分のかたちに変化があらわれてきます。たとえば、右目がむくんだり、つぶれ気味になってきます。一方、赤ちゃんは、左目がつぶれ気味になってきます。それぞれ、圧迫する側に変化があらわれてきます。実際、こういう母子の例があります。

患者さんを診《み》ていると、わずか半年でそういった変化があらわれてきます。寝乳、おそるべしではありませんか。

寝乳でリウマチの痛みがぶり返した実例

こういう患者さんの例がありました。Mさんは、関節リウマチと診断されて、当クリニックを受診しました。関節の痛みを訴えていたので、「あいうべ体操」などを指導し、実践してもらいました。すると、痛みのない生活を送れるようになりました。痛み止めは飲んでいません。

そのMさんが半年ぶりに受診しました。理由を聞くと、また痛みが出てきたといいます。そこで、最近の生活について聞いてみたところ、口はしっかり閉じているそうです。

話をしながらMさんの顔をよく見ると、右の目が僅《わず》かにつぶれているではありませんか。左目と比べて、右目はむくんでいる感じがします。片噛みをしているかと思って、聞いたところ、左右の奥歯で均等に噛むように気をつけているそうです。

ここまできてピンと来ました。出産したのを思い出したので、「お子さんが生まれたんだっけ?」と聞いたら「生まれて半年たちました。今日、一緒に来ています」というので、診察室に赤ちゃんを連れてきてもらいました。

その顔を見ると、左目がつぶれ気味です。寝乳のせいなのは間違いありません。お母さんは右側臥位（体の右側を下にして横向きに寝る体勢）なので右側の顔面が、赤ちゃんは左側臥位（体の左側を下にして横になる体勢）なので、左側の顔面がわずかですが、つぶれます。

ほんの数か月のうちに、このようなことで顔面は変形していきます。

Mさんには、寝乳をやめることとあおむけで寝ることと、しっかりと口を閉じることを伝えました。すると、１か月後に診療に見えたときには、痛みもほぼ消失し、顔面のゆがみも目立たなくなっていました。もちろん、赤ちゃんの顔も左右対称になりました。

Mさんの関節リウマチの痛みがぶり返したのは、一方の顔面が圧迫され続けたことが、免疫に影響し、炎症を引き起こしたものと考えられます。関節リウマチの人は扁桃病巣感染《へんとうびょうそうかんせん》が認められる場合がありますが、それはなかなか完全には治りません。口呼吸の習慣を改めることが望まれます。

カバンの持ち方ひとつで体はゆがんでいく

体の使い方で、現代人がよくない使い方をしがちなことは、カバンの持ち方です。ビジネスの場面はもちろん、いろいろな目的で外出するときも、近所に買い物に行くときも、私たちはカバンを持っていきます。

現代の生活にカバンはつきものです。昔と違って、ふだんの必需品が増え、外出時に携帯する品々も多くなりました。

カバンも、ハンドバッグ、ビジネスバッグ、トートバッグなどいろいろな種類があります。形態にも、手提げもあればショルダーもあります。そして、持ち方もいろいろあります。

手に提げるのが一般的ですが、肩にかけたり、たすきがけにしたり、女性は肘《ひじ》にかけることもあります。

とはいえ、多くの人は利き手（利き腕）でカバンを持つし、利き手の側の肩にかけているのではないでしょうか。

しかし、この習慣は、体をゆがませる要因となります。

たとえば、なで肩の人で、カバンをいつも右肩に持っていると、カバンが肩からずり落ちないよう、無意識のうちに右肩を上に持ち上げていることがあります。するとこれが原因で、右肩が左肩より上がってしまいます。

体をゆがませる原因にはさまざまな要因があります。ですから、右手でカバンを持つ癖のある人すべてが、右肩が上がってくるわけではありません。ただ、いつも同じ体の使い方ばかりしていると、当然、体には悪影響を及ぼすのです。

いつも同じ側の手でカバンを持つ習慣なんか、健康にとってどうということはないと思うかもしれません。しかし、確実に体をゆがませます。

体がゆがめば姿勢が悪くなります。姿勢が悪くなれば、視線も下がり、さらに舌も下がって、口呼吸を誘発するリスクを高めます。

それを防ぐには、意識して、左右交互の手でカバンを持ったり、左右交互の肩にかけるよう習慣づけることが大切です。

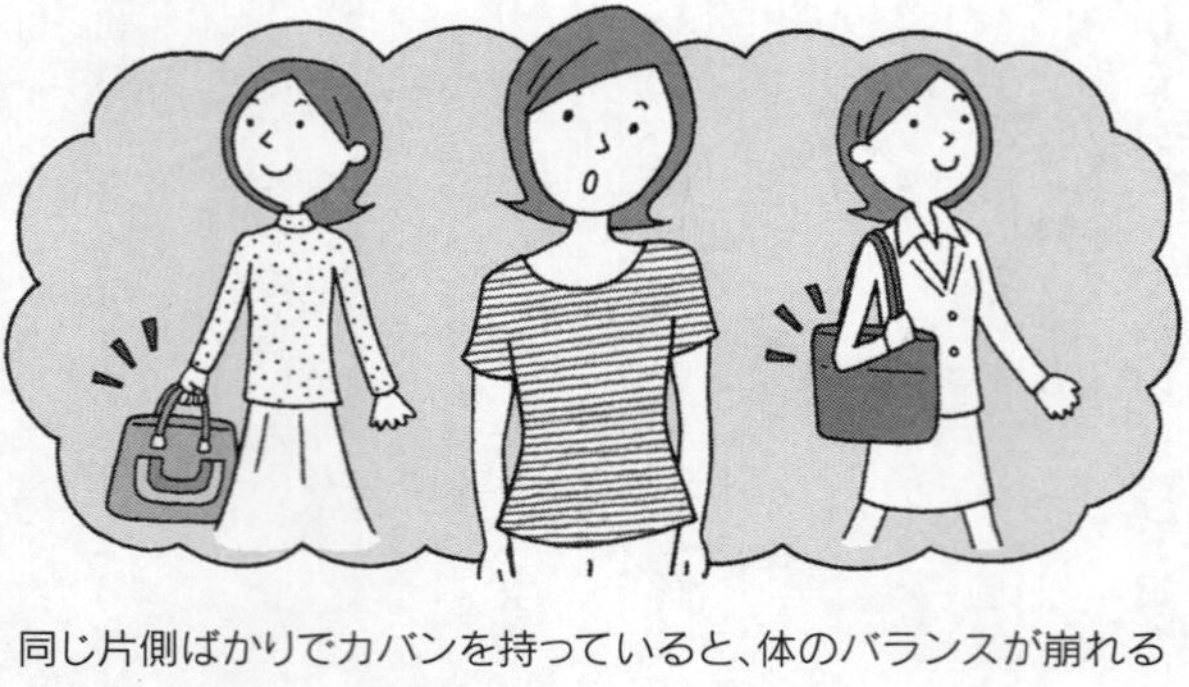

同じ片側ばかりでカバンを持っていると、体のバランスが崩れる

同じ姿勢を続けると体に悪影響が出る

仕事でパソコンの作業などに集中していると、姿勢が悪くなっていることを自覚しても、なかなか直せないものです。何か物事に集中しているときは、中断したくないという意識が働くからでしょう。

しかし、同じ姿勢をとり続けることは、体をゆがませる原因になります。仕事中は、時間が惜しいかもしれませんが、イスから立ち上がって背伸びをするだけでも、体勢の切り替えになります。

また、ふだんの生活の中で、同じ姿勢をいつもとる習慣は意外にあります。たとえば、自宅のダイニングやリビングルームには家族が揃《そろ》いますが、家族それぞれが座る場所はたいてい決まっているでしょう。席の位置によっては、テレビが正面にない場合には、首を画面のほうに向けて見ることになります。いつもそういう生活を続けると、その場所では常に同じ側に首を傾けることになり、体がゆがむ原因になります。

食事のときはテレビを見ないとか、テレビを見るときは正面に座るなどの工夫をすることが求められます。

頬杖は顔をゆがませる原因に

日常生活の癖で多いのが、テーブルに肘をついたり、頬杖をついたりすることです。肘をつくだけならまだしも、頬杖は歯並びを悪くし、顔をゆがませる原因になります。

なぜなら、頬杖をつく側のあごにはかなりの重さがかかります。歯は横からの力には弱いので、歯並びが乱れてきます。そして同時に、あごの部分が変形してきます。

実際、テーブルにつくと、肘をつくのが癖で、毎日何時間かそうして過ごしているうち、あごが大きく変形する人がいます。頬杖をつく癖は、ぜひともやめてほしいものです。

「食育」において噛むことも重視する

ここまで、口呼吸を鼻呼吸にすることが大事だと、何度もお話ししてきました。口は息をするところではありません。息は鼻でするものなのです。では、口は何をするところかというと、もちろん、食べるところです。以上が、鼻、口、それぞれの本来の目的と正しい体の使い方です。

では、口からものを食べることと、鼻呼吸とは無関係かというと、そうとはいいきれません。健康を維持するためにも、食べることについて、少し考えてみましょう。

近年、食育の必要性が盛んに叫ばれています。そのきっかけは、文部科学省が教育の一環として取り入れるようになったからです。

食育の概念ははっきりしていませんが、何にいちばん重きを置いているかというと、食事の内容に違いないでしょう。

健康によい食事は、どういう内容のものでしょうか。現代医学や現代栄養学が勧めているのは、バランスのよい食事です。そのためには、動物性食品や植物性食品の区別なく、さまざまな食品を食べることが大事と説いています。他方で、日本的な食養生法に則《のっと》ったものもあります。それらにもいろいろな方法がありますが、共通した特徴は、玄米など未精白の穀類をはじめ、植物性食品の摂取などに重きを置いていることです。

また、食の環境も大事です。ひとりで食べるのと、人と一緒に食べるのでは、楽しさが違います。もう何年も前から、家族が別々に食べることが多い家族が増えてきました。食べ方は重要で、家族揃って楽しく食べると、気分はよく、食欲も進み、消化も促進《そくしん》しますが、ひとりでは味気ないものです。食育において、何を食べるかは第一に重要ですが、それと同じように、よく噛んで食べることも重要です。

106歳、昇地三郎さんの健康法は30回噛むこと

スーパー長寿として、マスコミで頻繁に紹介されている昇地《しょうち》三郎さんは、

1906年の生まれ。2012年で106歳になります。障害者教育をいち早く手がけ、教育者として多大な功績を残され、100歳のときからは活動を海外へ移し、講演に回っています。

昇地さんは子供のころ、お母さんに、ひと口30回嚙《か》むように躾《しつ》けられたそうです。その教えを100年近く守り続けています。

「子供の時は虚弱児といわれた私が、元気で長生きできるのは、母親がよく嚙むことを教えてくれたからです。何を食べるかよりも、よく嚙んで食べることのほうが大事」と、語っておられます。

汁かけご飯やおじやを一度も食べたことがないそうで、「30回よく嚙むことにより、唾液《だえき》で食べ物を消化して、胃液が薄まらないように、汁物やお茶は最後に飲むようにしています」というのです。

食育を考えるうえで貴重な教訓です。

前の項の話に続きますが、何を食べればよいかという問いに答えを得たとしても、実行するには困難がつきまといます。たとえば、主食は玄米がよいとの結論に至っても、玄米をどうしても好きになれない人もいるでしょう。

玄米菜食を実行する場合、農薬の問題もあります。無農薬の有機栽培のものしか利用しないとなると、入手が難しいこともあるし、経済的な問題も生じます。加えて、子供から大人まで生活が多忙な今日において、決めたとおりの食事を実行することはたいへんです。とくに仕事を持っていると、昼も夜も外食を余儀なくされる人が少なくありません。

こういった現実に目を向けると、よく嚙んで食べることを第一義とするほうが現実的でしょう。

ちなみに、昇地さんの健康法のひとつには、「あおむけで寝ること」も入っています。

ものを嚙んで食べなくなった現代人

レストランや食堂で見ていると、食べ物を口に入れると、ほんの2〜3回、口を動かしただけで飲み込んでしまう人が少なくありません。ほとんど嚙んでいないといってよいでしょう。現代人は、ものを嚙んで食べなくなったといわれますが、それは統計でも明らかです。

現在、1食あたりの噛む回数は平均で620回です。戦前は1400回、江戸時代は1500回、鎌倉時代は2500回、弥生時代は現代の6倍以上の4000回程度でした。

ちなみに、食事に要する時間は、現代の平均が11分で、弥生時代は51分でした。

また、現代では、ひと口あたりの噛む回数が平均10回程度などといわれていますが、実際はもっと少ないかもしれません。

なぜ、噛む回数がこのようにいちじるしく減ってきたのでしょうか。その最大の理由は、軟らかいものを食べることが多くなってきたからです。

現代では、ハンバーグに代表される軟らかい食べ物が料理の主流になってきました。フライドポテト、コロッケ、マッシュポテト。また、麺類、カレーライス、焼きそば、餃子なども、現代に多食されるメニューですが、これらもあまり噛まないで食べられます。早食い、丸呑み、つまり、あまり噛まなくても飲み込めるような食品や料理が氾濫《はんらん》し、多食されているのです。

よく噛むことの効用と重要性

よく噛んで食べることには、さまざまな効用があります。

まず、唾液の分泌《ぶんぴつ》を促《うなが》します。唾液には消化酵素《こうそ》が含まれているので、よく噛んで食べるほど、消化にいいわけです。食べたものに含まれる栄養素が体にじゅうぶんに取り込まれ、利用されます。よく噛んで食べないことは、栄養の取り込みにおいてマイナスになります。

唾液には殺菌作用がある成分も含まれているので、口腔内の衛生にも役立ちます。よく噛んで食べないと、唾液がじゅうぶんに分泌されないため、虫歯や歯周病になりやすくなります。

唾液にはホルモンも含まれていて、それらは皮膚の粘膜から血管に入り、内分泌ホルモンとして体内で作用します。

また、噛むことは、骨にとっても重要で、よく噛むことによってしっかりとしたあごに成長します。最近の日本人はあごが細くなったといわれますが、原因としてあまり嚙んで食べないことが挙げられます。

あごがきちんと発育しないと、歯列が正常になりません。あごが小さい人に、歯並びが悪いケースが多いことは、実際によく知られています。

さらには、よく嚙むことは脳に作用し、脳の血流も促進します。手をよく使うと、脳の血流を増やし、脳の活性化に役立つといわれます。手の脳に対する作用は間違いありませんが、それよりも、嚙むことのほうがもっと、脳の血流を促進します。

脳の血流をもっとも促進するのは足を使うことで、そのためにも歩くことが勧められますが、その次に効果があるのが、嚙むことです。

よく嚙まないことは、認知症になりやすいこともわかっています。残っている歯の数の減少とともに、脳も萎縮《いしゅく》し、脳の機能が低下することが報告されています。

また、早食いは食後の血糖値が急に上昇しやすいため、糖尿病になるリスクも高まります。満腹感が得られにくいので、食べ過ぎて肥満になるおそれもあります。

このように、よく嚙んで食べることは重要で、さまざまな効用があり、脳と体の発達や健康に欠かせません。

野生の動物の場合、嚙めなくなることは死を意味します。しかし私たち人間は、軟らかい食べ物が氾濫している現在の状況のもとでは、嚙めなくても生きていくことはできるでしょう。けれど、健康を害するもとになります。そのことを私たちはしっかりと認識する必要があります。

片側で嚙む癖を直そう

嚙んで食べることにおける問題は、どちらか一方のあご（奥歯などの歯）で嚙むのが習慣になっている人が多いことです。

右利きの人の場合、主に嚙むのは左側です。なぜなら、右利きの人は箸やスプーンを右手で持ちます。その場合、食べ物を口のどのあたりから入れるでしょうか。正解は左側です。試しに、口の真ん中のあたりから食べ物を入れてみてください。とても違和感があるはずです。

右利きの人は左から、左利きの人は右から、口にものを入れます。そのため、どうしても、主としてその側で嚙んで食べます。右利きの人は左のあごで、左利きの人は右のあごで主に嚙んで食べます。その率は約7割です。そういう癖が身についていることは、ガムを嚙んでもらうとわかります。

もちろん、虫歯や歯周病で歯を失って、治療をしないままでいたり、義歯を装着しても具合がよくなかったりすると、主にどの歯で嚙むかは変わってきます。こういう場合も、左右で均等に嚙むわけではありません。

片側で嚙む癖は、さまざまな障害やトラブルを引き起こす原因になります。

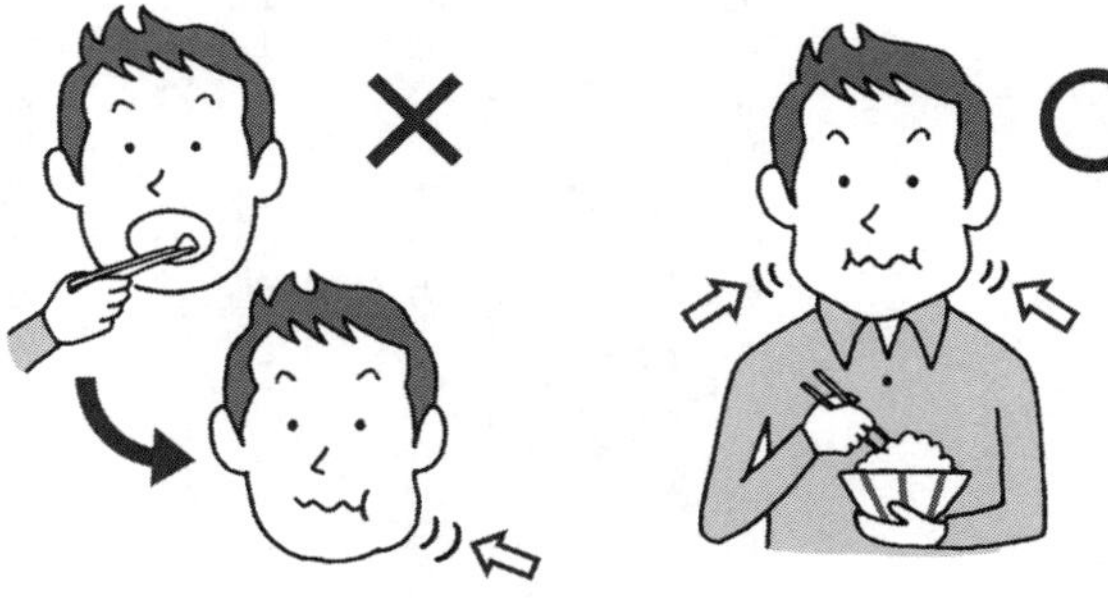

両あごをバランスよく使って嚙むように意識しよう

顎関節症を引き起こす一因になるし、顔がゆがんできます。一方の目や口角が下がったりしますが、それは左右の筋肉が均等に刺激されないからです。前述したように、自然に任せていたら、私たちは一方の側で主に噛んで食べてしまいます。その癖を直すためには、意識して左右のあごを均等に使って噛むことが大事です。

そのように心がけるとよいのですが、心がけるだけではなかなか身につかないこともあります。

それを習慣づけるための方法として、ガムを噛むことを勧めています。右で5回噛んだら、次に左で5回噛みます。これをくり返し行なえばよいのです。それが身につけば、食事のときも左右のあごを使って食べるようになります。

片噛みの人は口呼吸をしている

左右のあごを均等に使って噛むことが大切な理由は、もうひとつあります。

それは、片噛みの癖を直せば、口呼吸も改善されていくということです。

じつは、片噛みをしている人には、口呼吸している人が多いのです。

私たちは、正しく鼻で呼吸をしていれば、咀嚼《そしやく》しているときでも、空気を鼻から取り入れることができるので、苦しくありません。ところが、口で呼吸をしている人は、口の中が食べ物でふさがれると、一時的に空気を取り入れることができなくなります。

みなさんも、口の中に食べ物を入れた状態で、鼻をつまみ、咀嚼してみてください。非常に苦しいことが、おわかりいただけると思います。

では、この苦しい状況を、口呼吸の人はどうやって解消しているかというと、食べ物を口の中のどちらか一方へ寄せ、その片側のみで咀嚼し、もう一方を空気の通り道として確保します。こうして、無意識のうちに、口の中のスペースを二分し、用途別に使い分けてしまっているのです。

ですから、私は口呼吸をしている患者さんには、かならず「両方のあごを均等に使って、よく噛むことを心がけてくださいね」とアドバイスしています。

食べるときは口をしっかり閉じる

ものを食べるときは、口を閉じて咀嚼するものです。それが行儀であるし、生理学的にもそうなっています。口を開けていては嚥下《えんげ》もできません。口を閉じて咀嚼するから、舌をよく使って噛むことができます。試しに、口をしっかりと閉じて、よく噛んで食べてみてください。舌がどういう動きをしているでしょうか、舌は、いろいろな動きをしますが、そうやって咀嚼に一役買っているのです。

他方、口を開けたまま食べてみてください。舌はどういう動きをするでしょうか。ただ上下に動くだけでしょう。口を開けてものを食べる人は、ペタペタ、あるいはペチャペチャと音を立てます。この音からすると、一見、舌を使っているように思えるでしょうが、口を開けているため、そういう使い方しかできないのです。

口を閉じて食べる場合の、絶妙な使い方とは比べものになりません。つま

り、口を閉じて咀嚼することによって、舌の筋肉は鍛えられるわけです。い
い換えれば、口を開けて食べる習慣を続けていれば、舌の筋肉は衰え、知ら
ぬ間に口で呼吸をする習慣が身につくリスクが高まるということです。
食べるときには口をしっかり閉じ、両方のあごを均等に使って、よく嚙む
ことを心がけましょう。

飲み込んでから話す習慣をつける

口を閉じて咀嚼するのは行儀でもあります。行儀に理屈があるともないともいえませんが、口を開けて食べている姿を見ると、大方《おおかた》の人が下品とか、だらしないと感じるのではないでしょうか。口を閉じていないと、口の中の食べ物が容易に外に飛び出します。

かつては、食事中は会話を禁じている家庭がありました。それは、ものを食べながら、ペチャクチャおしゃべりするのは行儀が悪いという考えに立っていたからです。3度の食事のうちでも、夕食はとくに一家団らんの場でし

た。子供は、お父さん、お母さんが揃う夕食の場で、今日あったいろいろなことを話したいもの。それを我慢しなければなりません。

しかし、食育に立つと、それは正しい教育だったといえますね。

また、そこまで厳しくしていない場合でも、親は、子供が口にものを入れたまましゃべると、「口の中にものを入れたまま、ものをいうのはやめなさい」と注意したものです。

口の中にものを入れた状態でしゃべると、口は開きます。食事の行儀としてよくないので、親は注意したわけですが、それは口呼吸が始まるきっかけになります。

食事のとき、いっさい話をしないほうがよい、とはいいません。それでは、お通夜のように暗くなってしまうでしょう。

親しい人たちと団らんの食事やティータイムは楽しいものです。おしゃべりをするのはかまいませんが、口に食べ物が入った状態ではしゃべらないようにしたいものです。

噛むと味が出る料理を食べよう

噛むことの重要性はわかっていても、軟らかい食品をよく噛むのは案外できないものです。そのわけは、こういう食品や料理は口に入れた瞬間がいちばんおいしく、噛めば噛むほど味はなくなってくるから。食品学で先味といいますが、口に入れた瞬間の味を重視することから、この言葉が生まれたようです。甘い梅干しもそうですし、こういう食品や料理があふれています。

軟らかく、先味がすべての食品や料理を、よく噛んで食べるでしょうか。噛んでいると、味がなくなるのなら、噛まないのは当然ともいえるでしょう。

結局、「よく噛んで食べなさい」と、ただいっても、それは実際の効力はあまりありません。ではどうすればいいかというと、噛めば噛むほどおいしい食材や料理を選ぶ方法があります。

管理栄養士でヘルスアドバイザーの幕内秀夫先生は、「咀嚼の回数だけを問題にするのは間違っている。しっかりと噛むことのできる主食を考えるべき」と主張されていますが、なるほど、流石《さすが》です。

食品（料理）と噛む回数には明白な相関があります。食品10gあたりの咀嚼回数は、たとえばパンの場合、フランスパンが63・3回、ライ麦パン56・5回、ベーグル46・7回、クロワッサン35・7回、食パン26・5回です。つまり、硬いパンほどよく噛みます。

噛むと味が出る食材には、玄米やキノコ類、海藻類、根菜類、切り干し大根、高野豆腐などの乾物、みりん干しなどの干物、イカ、タコ、貝類、ナッツなどの堅果類《けんかるい》などがあります。そういう食品を選ぶことが大事です。

薄味にすることも、よく噛むためのコツのひとつです。薄味にすると、必然的によく噛むし、素材本来の味を楽しむことができます。そのおいしさを知ることも、よく噛むことの習慣づけになるはずです。

舌磨きをするとインフルエンザにかかりにくい

食育というより、口腔の健康ですが、舌磨きの習慣もぜひ、身につけてほしいことのひとつです。舌磨きは、舌を掃除し、舌苔《ぜったい》を取る方法です。舌には、舌苔といわれる汚れがつきます。舌苔は、食べ物のカスなどがついたもので、口臭の一因になります。大林歯科医院（福岡県）の大林京子歯科医師は、口腔ケアを指導し、口腔ケアを行なうとインフルエンザにかかりにくいことを確認しています。

冬は空気が乾燥しがちですが、その影響で、私たちの体も乾燥しやすくなります。体が乾燥すると、粘膜面も乾燥し、細菌やウイルスに感染するリスクが高まります。口腔内や鼻腔の粘膜が乾燥していると、これらの場所から感染し、風邪やインフルエンザを発症することになります。

口腔内、鼻腔がしっかりとしめっていると、免疫細胞の白血球もしっかりと働くので、風邪やインフルエンザにかかりにくくなります。喉の粘膜細胞は、表面を覆う糖たんぱくのバリアーによって保護されており、インフルエンザウイルスが侵入し、存在するだけでは感染しません。

ところが、大林歯科医師によると、ある種の桿菌《かんきん》が出す酵素があると、ウイルスは粘膜に取り付く「鍵」を得て、バリアーを破り、細胞内に侵入し、細胞から細胞へと増殖を始め、インフルエンザを発症させるそうです。

ということは、適切な口腔ケアを行なって細菌の数が減れば、感染リスクも減るはずです。とくに舌には多くの細菌がいることから、大林歯科医師は、舌磨きを勧めています。

舌磨きは、ガーゼや柔らかい布を使って行ないます。それらを水に濡らしてから、舌の上を数回、軽くこすります。ごしごしと強くこすると、舌を傷つけることになります。あくまでソフトに！ それでじゅうぶん、舌はきれいになります。

インフルエンザ予防のためにも、この舌磨きと、次の章で紹介する「あいうべ体操」を続けてみてはいかがでしょう。

4

●「あいうべ体操」で口呼吸が直る

「舌の位置」を正せばきちんと鼻呼吸できる

呼吸の仕方に敏感になろう

まずは、口呼吸は体によくないと、自覚しようではありませんか。

たとえば、鼻風邪をひいて、鼻が詰まっているとき、外出先から帰宅すると、喉《のど》がイガイガしていることがあるでしょう。口の中も乾いているはずです。どちらも原因は、鼻が詰まり気味のため、口で呼吸していたからです。マスクをしていると、そういったことは自覚しにくいのですが、なお口で呼吸しやすくなります。

また、朝起きたとき、口の中が乾いていると感じたら、就寝中に口で呼吸をしていることのあらわれです。

こういうことにまず、敏感になりましょう。そして、口を閉じているように、いつも意識しましょう。言い換えると、いつも意識して口を閉じているようにしましょう。そうしていると、口の中が乾燥しないことに気づくはずです。

この気づきと自覚が、口呼吸の癖をやめ、鼻呼吸の習慣が身につく第一歩なのですよ。

舌筋を鍛えて舌の位置を戻すには？

口呼吸が癖になる要因としては、舌筋《ぜっきん》の筋力の衰《おとろ》えも関係しています。

なぜ、舌筋の筋力が衰えるのでしょうか。

原則として、体の筋肉は使わないでいると衰え、筋力は弱くなります。たとえば、足を骨折してベッドにくくりつけられた生活を送ると、わずか1～2か月の間に足はびっくりするほど細くなります。骨がくっつくと、リハビリを始めますが、最初のうちはなかなかうまく歩くことができません。

それでも若ければ、短期間で歩けるようになり、それにともなって筋肉もついてきますが、高齢の人の場合、そのまま寝たきりになることもあります。

筋肉とはそういうものなのです。

一般に、舌筋は、意識して鍛《きた》えることはないでしょう。もし鍛えているような人がいるとすれば、舌を大きく動かして歌をうたうようなプロの歌手でしょうか。

もうひとつは、食べるときも、舌筋は鍛えられています。3章でもお話ししたように、口を閉じて食べるとわかりますが、自然に舌も使って咀嚼《そしゃく》しています。

口を開けたままものを嚙むと、舌はほとんど使われません。このことは、試してみるとわかります。口輪筋《こうりんきん》や咀嚼筋も使われないので、口を閉じる力も弱くなっています。

つまり、口呼吸の癖と舌筋などの筋力の衰えは、互いに悪い影響を与え合います。

舌の位置に話を戻すと、口をポカンと開けている、あるいは半開きにしていることが多いと、その人にとって、鼻呼吸ではなく、口呼吸のほうが自然になります。そして、舌の位置は自然といつも下がったままになります。

その結果、口を閉じたままにしておきにくくなり、なおいっそう口で呼吸するようになるのです。

口呼吸を改善する「あいうべ体操」とは

口を閉じたときの舌の位置を正常に戻し、口呼吸から鼻呼吸へと改善する方法として、私が考案したのが「あいうべ体操」です。

あいうべ体操は、次のような手順で行ないます。

①「あー」といって、口を大きく縦に開く
②「いー」といって、口を大きく横に開く
③「うー」といって、口を強く前に突き出す
④「べー」と、舌を出して、精いっぱい下に伸ばす

「あいうべ」は、「あ」「い」「う」という母音を発音するときの口の動きと、「べー」と舌を出すときの動きを組み合わせています。とても単純で、簡単にできる口の体操です。

日本語では、「あ」「い」「う」の母音を発音するときの口の動きは、あらゆる口の動き（発音）の基本となっています。

そして、「ベー」の目的は舌を動かし、刺激し、舌の筋肉を活性化することにあります。舌はふだん、意識的に伸ばしたり動かしたりすることはあまりないので、こうすることで舌に刺激を与えることができます。

この口の体操を毎日くり返し行なうことで、あまり意識をしなくても、簡単に口の周りの口輪筋、咀嚼筋、舌筋などを鍛えることができるのです。

それらの筋肉をしっかり働かせることで、鼻呼吸の前提となる「口をしっかり閉じること」「舌を本来の位置に引き上げること」ができるようになります。

この①から④までの４つの動きを、順番にゆっくりと行ない、それを１セットとします。１日に30～60セットを目安に、毎日続けて行なうことが大事です。

４つとも、口の動きはとても簡単ですから、１セットを行なうのに、わずか５秒ほどしかかかりません。だから、たとえ30セットこなしたとしても、およそ要する時間は3～4分程度。じつに手軽な体操であることがおわかりいただけるでしょう。

効果を上げるコツは、筋肉を鍛えるための体操ですから、ふだんの会話のときよりも口を大きく動かすこと。

ただし、無理は禁物です。

とくに顎関節症の人やあごを開けると痛む人は、関節がスムーズに動くようになるまでは回数を減らしてください。あるいは、「いー」「うー」のみをくり返してください。この「いー」「うー」体操は、関節に負担がかからないため、何回行なってもけっこうですし、「いーうー」と動かすだけでも効果があります。

原則として、「あいうべ」は、声を出さなくてもかまいません。しかし、声を出したほうがやりやすいなら、声を出しながらやってください。より多くの筋力が動員されます。

ただし、声を出すぶん、口の中を乾燥させてしまうおそれがありますから、頻繁に長時間行なうことは避けてください。

「あいうべ体操」の上手なやり方

では、もう少し細かく、「あ」「い」「う」「べ」それぞれの口の動かし方のコツを紹介しましょう。

①「あー」

「あー」と口を開くときは、なるべく口のかたちが円形に近くなるようにします。喉の奥を鏡でのぞくときぐらいに思いきり、大きく、大きく、口を開けてみてください。

②「いー」

「いー」という口のかたちをつくるときは、前歯が見え、頬《ほお》の筋肉が両方の耳の前に寄る感じがするぐらいまで、横にぐいっと開きましょう。

このかたちをしっかりつくると、首にスジが出ますが、この体操は口の周りの筋肉を総動員し、さらに首の筋肉をも刺激するのです。

③「うー」

「うー」という口のかたちは、口をしっかり閉じるための筋肉を鍛えます。口を一文字に結ぶだけでは、動きというほどのものになりません。しかし、唇をとがらせ、思い切り前に突き出せば、口の周りの筋肉が収縮し、口の周りから頬、あごから首にかけて広い範囲の筋肉を鍛えることができます。

④「べー」

「べー」では、舌の先をあごの先端まで伸ばすような気持ちで、思いっ切り舌を下に伸ばします。すると、舌の付け根のあたりが少し痛いかもしれませんが、それぐらい強く行なうほうが効果が上がります。

最初のうちは、舌をそれほど大きく前に出せない人もいます。そういう人も、毎日続けて行なっているうちに、だんだんと前に出せるようになってきます。

舌は大きな筋肉のかたまりですから、足腰のストレッチと同じように、舌のストレッチだという意識で取り組んでください。

「あいうべ体操」のやり方

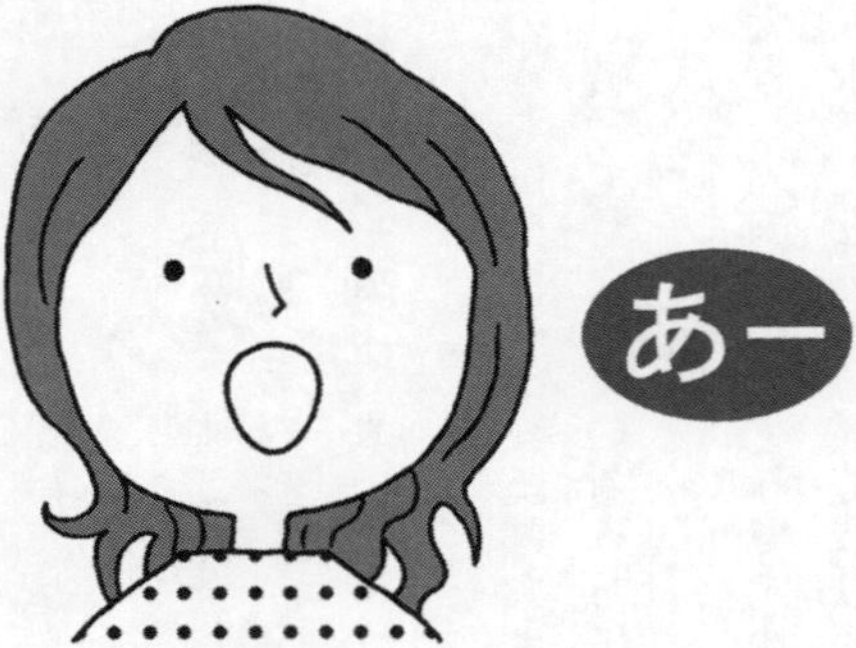

①「あー」と口を大きく縦に開く

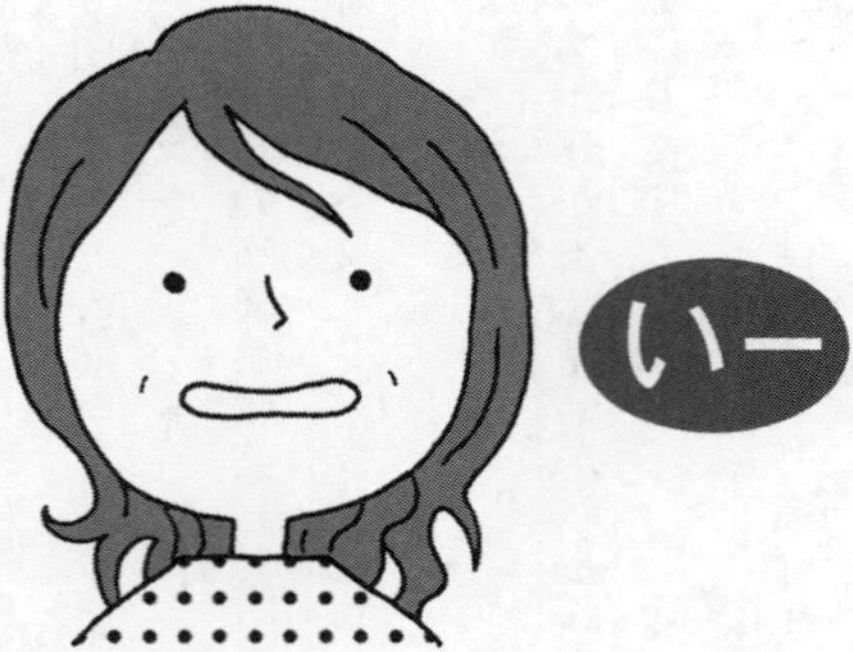

②「いー」と口を大きく横に開く

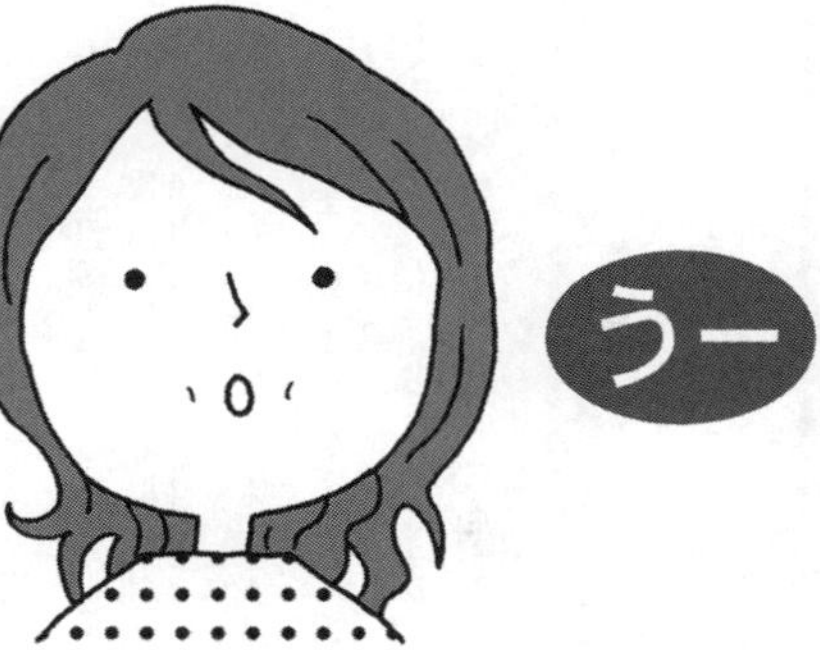

③「うー」と口を強く前に突き出す

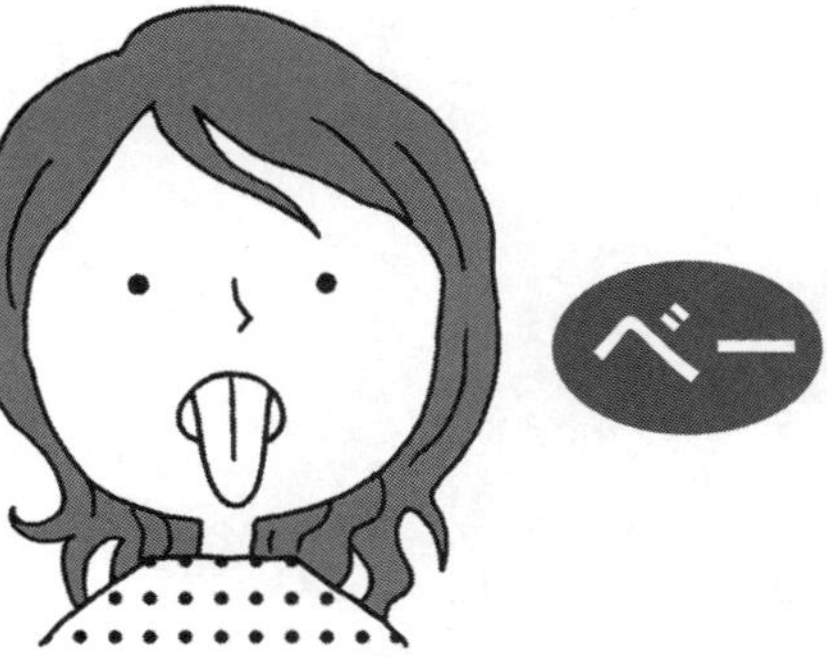

④「べー」と舌を精いっぱい下に伸ばす

①〜④を１セットとして、
１日30〜60セットを目安に毎日続ける

1日30セットを無理なく続けて行なう

この「あいうべ」という体操は、とても単純ですが、やってみると意外に口の周囲が疲れることに気づくでしょう。

行なったあとに、口の周りに、筋肉がこったような感じや筋肉痛のような疲れを感じるかもしれません。それはつまり、ふだんいかにそれだけこれらの筋肉を使っていなかったかということのあらわれなのです。

そのような違和感は、毎日続けて行なうと、すぐになくなります。けれど、慣れるまでは無理をしないほうがいいでしょう。1日30セット行なうのを基準にしていますが、一度にしなければならないというわけではありません。何回かに分けて行なうとよいでしょう。

いっきょに効果を上げようと、一度にがんばるのではなく、むしろ、無理をしない程度に行ない、習慣にすることが大切です。

注意していただきたいのは、「あいうべ体操」に慣れてきて、1日30セットでは満足できず、もっとやりたくなった場合です。

1日100セット、200セットと、回数を増やせば、それだけ余計に筋肉は鍛えられます。しかし、あまり張り切りすぎたり、欲を出しすぎたりして無理をするのは考えもの。何事もほどほどです。

一度に行なうのは20~30セットにして、これを朝晩の2回行なうとか、あるいは朝昼晩に20回ずつ行なうなど、せいぜいそれぐらいにとどめましょう。

「あいうべ体操」は入浴時に行なうのが最適

「あいうべ体操」は一日のうちいつ行なえばよいのだろうかと、聞かれることがよくあります。

基本的には、いつ行なってもよいのですが、習慣づけるためには、朝の歯磨きのときや、夜の食後や就寝前の歯磨きのときに行なうとよいでしょう。

しばらく自分自身に義務づけて行なうと、そのうち、洗面所に行って鏡の前に立つと、自然に「あいうべ」を行なうようになるでしょう。

いつ行なってもかまいませんが、あえて最適なタイミングを選ぶとすれば、私は入浴タイムをお勧めしています。

なぜなら、浴室なら、口を思い切り大きく開けても、口の中の乾燥を気にしなくてすむからです。「あいうべ体操」は、行なっている間、口の中が乾燥することは避けられません。ですが、浴室であれば湯気が立っているので、湿気があります。

それともうひとつの理由は、ひとりで入浴しているとき、浴室内は自分ひとりだけの空間です。ほかの人の目を気にせずに行なえ、口を大きく開くことができるからです。

浴室にはたいてい鏡があるはずですから、鏡を見ながら行なうと、自分の口の動きを確認するのにも好都合でしょう。湯舟の向かいに鏡があれば、湯に浸かって行なうこともできます。

「あいうべ体操」が習慣になると、何かをしながら行なう、ながら「あいうべ」もできるし、つい行なってしまう人もいるでしょう。家の中で、ながら「あいうべ」を行なうのはかまいません。

ただし、戸外で行なうのはお勧めしません。というのは、たとえば、寒い日や乾燥している日などに、ウォーキングをしながらというのは、手足の運動と口の運動ができるので一石二鳥ともいえるでしょう。

しかし、こういう日に戸外を歩きながら口を開けると、かえって口腔内が乾燥して、唾液《だえき》が出にくくなります。

また、口呼吸が原因のなんらかの病気や症状がある人なら、症状が悪化するおそれもあります。

「あいうべ体操」を30セット行なうのに要する時間は、わずか3〜4分程度です。ながらではなく、そのための時間をとって行なうようにしましょう。

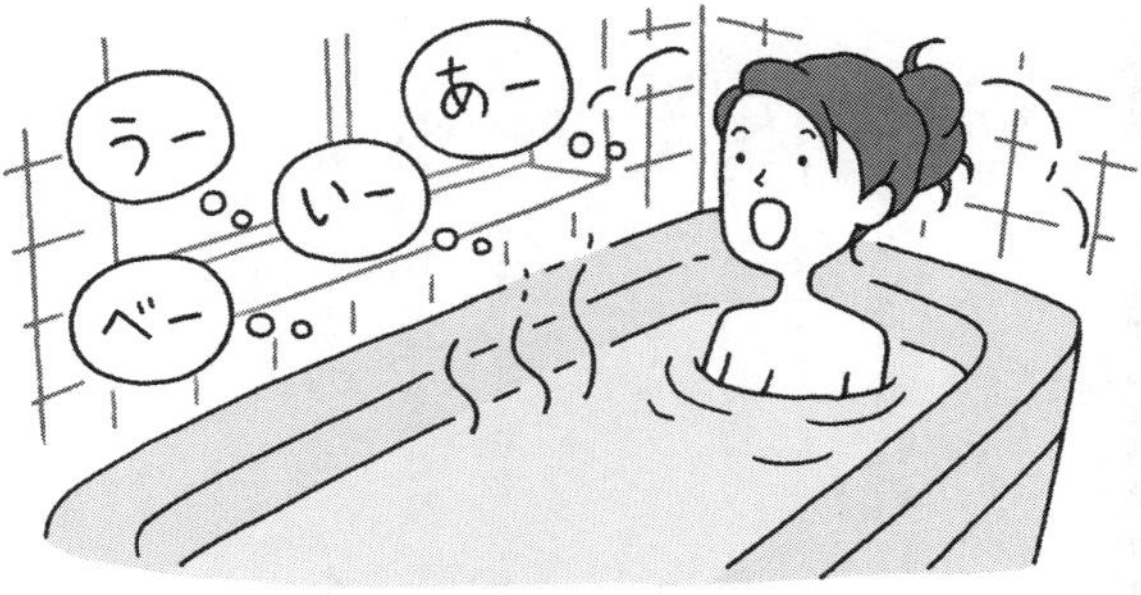

湿気のある浴室で「あいうべ体操」をするのがオススメ

「あいうえお」ではなく「あいうべ」の理由

「あいうえお」は、どれも母音です。

なぜ、「あいうえお」ではなく、「え」と「お」を外し、子音の「べ」を加えて、「あいうべ」にしているのでしょうか。それには理由があります。

それは、口の周りの筋肉のつき方に基づいています。それらの筋肉を鍛えるのに、「あいうべ」のほうが役立つからです。

口の周りにある口輪筋という筋肉は、顔じゅうの筋肉とつながっています。ですから、口輪筋を鍛えるトレーニングは、口の周囲だけでなく、あごや頬、目もとなどの筋肉もいっしょに鍛えることになります。

「あ」「い」「う」と発する口の動きはどれも、この口輪筋をおおいに刺激します。一方、「え」「お」というときの動きは、こうした筋肉の動きにさほど影響しないのです。

そして、「え」「お」の代わりに「べー」といって舌を出すことで舌筋が鍛えられます。

この、「あっかんべー」をする（いう）ときの「べー」のしぐさは、舌を正しい位置に引き上げるために重要です。

今日では、日本語はもちろん、世界的にも、舌を前に出して発音する言葉は減り、舌が下に下がる発音が増えています。たとえば、日本語についても、若い人は「おはようございます」というべきところを、「おはーす」とか「おはーさす」などという場合がありますが、これなど、舌を使わない発声の典型といえるでしょう。

舌は、体のほかの筋肉と違って、根元が固定されているだけで、一方の端は固定されていません。舌の端は固定されていないので、重力に負けて下がるのは必定です。舌の位置が下がっている人がいるのも、無理はありません。

舌の位置を直すと体も顔貌も変わる

口呼吸の癖を直すことが大事ですが、その元の原因となっている舌の位置を直すことのほうがもっと重要です。口を閉じたとき、舌が正常な位置にあるようになれば、確実に口呼吸の癖は直ります。

ドライマウス、花粉症、アトピー性皮膚炎などは簡単に改善してきます。また、関節リウマチ、気管支ぜんそく、過敏性腸症候群《かびんせいちょうしょうこうぐん》、潰瘍性大腸炎《かいようせいだいちょうえん》などもも短期間で症状がおさまり、体調がとてもよくなっていきます。

私は、「あいうべ体操」を指導していて、これほど簡単にできて、すぐに効果が得られる治療法は他にないと思っています。

また、口呼吸の習慣があると、特有の顔貌《がんぼう》になります。まぶたのむくみ。はれぼったく、しかも突き出た下唇。左右の目の大きさの違い。口の下の梅干しのような、ふくらみとシワ。

口呼吸の習慣を改め、鼻で呼吸をするようになると、それらのトラブルが見事に解消します。つまり、本来のつくりの美しさが取り戻せます。

女の人たちからは、病気がよくなったことはもちろん、美容の面からも、「あいうべ体操」を行なってよかったとの声をたくさんいただいています。

5

●足の指と呼吸のふしぎな関係

「足指」が伸びれば呼吸も全身も整う

舌を伸ばしたら足の指も伸ばそう

呼吸や口の話だと思ったのに、なぜ突然に足の指の話が出てくるのだろうと思われる方もいるでしょう。

私が、一般の方向けの講演会をするときのタイトルは「ベロと足指を伸ばして美しい人生を」というものです。舌も縮《ちぢ》こまりやすいのですが、手足の指も同じように縮こまりやすいのです。

手を広げてみてください。そしてそのまま力を抜いてみてください。どうなりますか？　すぐに指がまるまるでしょう。ものをしっかりとつかめるように、手足の指は、曲げる筋肉（屈筋《くっきん》）のほうが、伸ばす筋肉（伸筋《しんきん》）よりも強いので、自然と丸くなるようになっています。

逆立ちは、手の指がまっすぐに伸びていないと、うまくできません。それと同じように、私たちが大地に立つときはしっかりと足指が伸びた状態が理想です。

けれど、これから述べていく理由によって、私たちは足の指が曲がったまま生活することがほとんどです。寝たきりになる原因として、転倒によるものが第2位を占めています。高齢者のすり足、背中の曲がり、膝《ひざ》の曲がりは、足指の曲がりによっても起こります。

その証拠に、足の指を曲げて歩いてみてください。その場から、高齢者と同じような足取りになってしまいます。

「あいうべ体操」は、舌を寝たきりにさせない体操、そして足指伸ばしは、寝たきり生活を送らないようにするための第一歩です。

足の指は健康の盲点になっている

たかが足の指と思うかもしれませんが、その誤った使い方が、健康度を低下させ、さまざまなトラブルを発症させる原因になっているのです。そして、足の指が曲がっていると、姿勢が悪くなり、口呼吸を引き起こす原因にもなります。

しかし、多くの人は、そのことに気づかないし、たとえ足の指の異常に気づいてもさほど意に介しません。

ところが、足の指を伸ばし、指を使って歩けるような正常な状態に回復させると、体はとたんに変わってきます。そして、そのときになって、ようやく足の指の重要性を認識します。

たとえば、腰がよく伸びるようになるし、歩くのが楽になります。いつも腰が重かったのが、軽くなってきます。足も軽快になり、長く歩いても疲れを感じません。冷え性だったのが、足先の冷えを感じなくなります。

このような変化は、体験して初めて実感することなのです。

現代の人々にとって、足の指は健康の盲点になっています。ここに、「足《そく》育《いく》（足指がしっかり伸び、歩くときにじゅうぶんに使えるようにすること）」が求められます。

そのことに気づき、自覚し、対策を講じることによって、足の指の異常は簡単に改善できます。

足育は「息育《そくいく》（口呼吸の癖を直し、鼻で呼吸するようにすること）」と同様、私たちが簡単に実行できる健康法であり、病気予防法なのです。

足の指がまっすぐに伸びていますか？

自分の足の指をじっと見たことがあるでしょうか。おそらく、多くの人が足の指を見るのは爪を切るときぐらいではありませんか。それも、目に入るのは爪だけではないでしょうか。

それでは、あなたの足の指を見てください。

それぞれの指は、きちんと伸びているでしょうか。どれか、あるいは大半の指が鉤《かぎ》形に曲がっていませんか。指と指が接近しすぎていませんか。ほぼくっついた状態になっていませんか。親指や小指が、あるいはそれ以外の指が変形していませんか。親指が「くの字」に曲がって外反母趾《がいはんぼし》になっていませんか。人さし指が小指方向へ曲がっていませんか。巻き爪になっていませんか。小指の爪が極端に小さい、ということはありませんか。

次に足の裏を見てみましょう。

土踏まずがきちんとありますか。扁平足《へんぺいそく》ではありませんか。足の裏やかかとに、タコやウオノメができていませんか。

以上のどれかが該当すれば、指がまっすぐに伸びていないし、したがって、歩くときに指をじゅうぶんに使っていないおそれ大です。一方、以上のことに何も問題がなければ、指をじゅうぶんに使って歩いているはずですが、現代においては、そういう人は少数派です。

多くの人が、足の指がまっすぐに伸びていないし、さらには変形し、指をじゅうぶんに使わないで歩いています。

その結果、足を構成する前方アーチ、外側アーチ、内側アーチも、きれいに孤を描けていません。

足の指が開けますか？

あなたは、足の指が開けるでしょうか。曲げることはできても、伸展《しんてん》させ、開くことがうまくできない人がたくさんいます。

それは大人だけではありません。子供のときにすでにそうなっている傾向があります。保育園や幼稚園の子供たちも、施設によっては、伸展させ、開くことができない児童ばかりのところもあります。こういう施設は、靴と靴下、上履きをはくことを児童たちにしっかり教育しています。

伸展し、指と指の間を大きく開くことができるのは、ふだんから指をよく使って歩いている証拠であるし、一方、それができないのは、指をじゅうぶんに使って歩いていない証拠です。

伸展し、開くことができないのに、屈曲は容易にできるのは、ふだんから指を曲げているのが癖になっているからです。

試しに、指を伸展させ、力いっぱい開いてみてください。その結果から、指をじゅうぶんに使って歩いたり運動したりしているかどうかがわかります。

これを試してみて、足の指を開くのに苦労し、足の指が屈曲している屈《かが》み指の人は口呼吸をしているかもしれません。

親指以外の足指が、地面に向かって曲がっていると、猫背になってしまいます。猫背になると、舌の位置が悪くなるため、口呼吸を引き起こす原因となるのです。足指をしっかり伸ばすよう、意識してください。

現代人は足指を使わず、のけぞって歩く

いまの若い人には、のけぞって歩いているように見える人が少なくありません。そのわけは、重心が後ろに偏っているせいで、実際、のけぞっています。そのため、なんだか威張《いば》っているように見えることさえあります。

すでに何十年も前から、現代人の重心が後退しているという報告がありました。足の裏全体の面積を100％として横に区切ると、指の付け根のあたりから後ろが占める面積はおよそ80％で、土踏まずのあたりから後ろが占める面積は約50％です。

重心の位置が約50％のところにあるのが正常です。

1960年は、重心は47％で、ほぼ正常でした。それが80年代には40％の位置に後退し、2000年には33％の位置になると予想されていました。現在の正確なデータはありませんが、このまま後退していくと、やがては立つ

ことすら難しくなるのではないかと予測されています。

かかとに重心がかかる歩き方では、前進する能力が損なわれてしまいます。

じつは、重心の位置の後退は現代人特有とも言い切れません。日本人は室町時代ぐらいから、重心が少しずつ後ろへ移動してきたといわれます。おそらく、時代が下がるとともに、足場の環境がよくなっていったことが関係しているのでしょう。

重心をかかとのほうにかけて歩くと、足の指はどうなるでしょうか。試してみるとわかりますが、指が浮き、足の裏だけでドスンドスンと歩くことになってしまいます。

つまり、重心がかかとにある歩き方は、指を使っていないということなのです。

なぜ、重心が後ろに移動してきたのでしょうか。それは社会が便利に、安全になったことが関係しているでしょう。

周囲が危険に満ちた社会では、警戒心を持つので、足の重心を前に置き、前屈みの姿勢になります。相撲もボクシングも前傾姿勢で闘いますが、反った姿勢は不利だからです。

日本は長い間ずっと、犯罪が少なく、安全といわれてきました。日本人は治安に対して安心感が身についています。その安心感が、身構える姿勢から遠ざかり、重心が後退する一因となったのでしょう。

また、1960年代から急速に道路や交通が整備されてきましたが、そのことも安心感をもたらし、重心が後退する要因となったと思われます。

重心を後ろに置く歩き方は必然的に指を使いません。そして、指を使わないで歩くから重心が後退するわけです。

土台の足が安定すれば口呼吸も改善される

「あし」は、足とも脚とも書き、両方とも下肢《かし》全体を表すことがあります。また、脚は下肢全体を表し、足はくるぶしから先までを表します。

体の中で、足は体を支える土台です。

私たちの体は、さまざまな骨、骨格、関節からできています。足で立ち、さまざまな動きができますが、それには腰（骨盤）が関係しています。上半身と下半身に分けられ、腰の上に上半身がのっており、上半身から首にかけては脊椎《せきつい》（背骨）が縦に走っています。さまざまな動作ができ、手を使っていろいろな作業をすることができます。

体のカナメは腰という見方もありますが、土台は足に違いありません。なぜなら、足が地面に接地し、私たちは立ち、動くのですから。

家の基礎がしっかりしていないと柱がぐらつきますが、私たちの体も土台である足がしっかりしていないと、体が安定しません。しかも、土台としての足のカナメは指

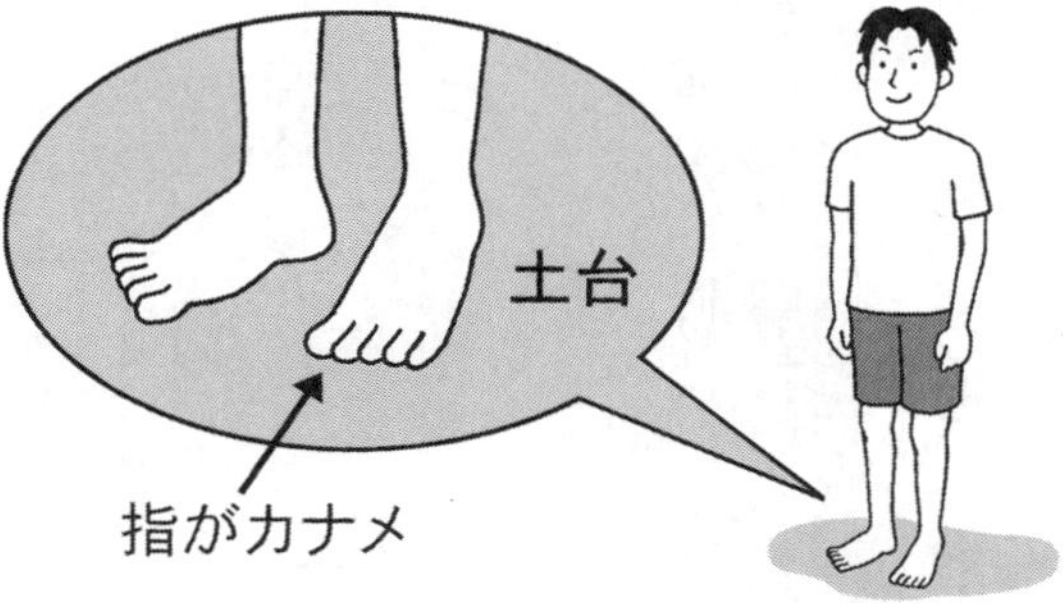

土台である足指が伸びれば、姿勢が正され、口呼吸は改善される

です。

足の指が使えないと、ふくらはぎが使われないため、脚の機能が低下します。足の指がしっかりしていることが、足を安定させ、体全体を安定させるのです。

また、体が安定すれば姿勢が正しくなり、自然と鼻で呼吸がしやすくなることにもつながります。

足の異常が全身をゆがませる

家は土台が傾くと、全体がゆがんできます。人間の体も同様で、土台である足に異常（形態と機能の異常）が起きると、全身にその影響が起こります。

つまり、ゆがんできます。

たとえば、足にゆがみがあると、かかとがゆがみ、ひざもゆがみます。さらにその上方にある腰もゆがみます。

骨盤のゆがみは、その上方にある背骨もゆがませます。腰椎《ようつい》がゆがむと、胸椎《きょうつい》もゆがみ、その上方にある頸椎《けいつい》もゆがみます。

しかも、そのゆがみ方は、下方から上方へ向かってジグザグです。たとえば、一方のかかとが内側へ傾くと、膝は内転します。すると、骨盤は右側が外に開きます。

なぜ、このようにジグザグになるかというと、体自身がゆがみを補完し、全身のバランスをとろうとするからです。

しかし、よく知られているように、骨盤や背骨などのゆがみは、膝の痛みや腰痛、肩こりなどの症状を引き起こす原因になるし、内臓の働きも低下させます。

足の指が使えないとさまざまな症状をもたらす

足の指がまっすぐ伸びず、じゅうぶんに使えないことは、膝の痛み、腰痛などの腰の症状、肩こり、首のこり、背中のこり、頭痛、冷え性、食欲不振、胃痛などが発症する要因として関係します。

さらには、神経痛、生理痛、目の疲れ、不眠、疲労感、倦怠感《けんたいかん》、下肢の血栓《けつせん》、下肢《かし》静脈瘤《じょうみゃくりゅう》などの発症に関係することも否定できません。

そして、足の指が機能しないと、全身がその機能を発揮できません。具体的には、骨格や関節、筋肉が正常に機能しないし、血液循環が阻害されます。すると、内臓も正常に機能しなくなります。

膝の痛みや腰痛は、腰や下肢の骨、関節、筋肉が正常に機能せず、それらの部分の血液循環もよくないことが関係しています。背中のこりや肩こり、首のこりなどは、肩から首にかけての骨格や筋肉が正常に働かず、血液がよどみなく流れないことが原因で起こります。

腰痛も骨盤のゆがみや神経の異常が原因として挙げられますが、その部分の筋肉が柔軟性を失っています。筋肉が硬くなる要因は、血液循環が悪いことにあります。膝の痛みも関節痛として炎症が起きていますが、その部分は血液の流れが悪く、そのことも痛みの発症に関係しています。

また、食欲不振や胃痛は、胃の血液循環がよくないことが直接的な原因の場合があります。

足の指は全身の血液循環の決め手

足の指の血液循環の良し悪しは、全身の血液循環の決め手です。

簡単に血液の循環について説明しましょう。

血液は全身を循環して、全身の細胞に栄養と酸素を補給するとともに、老廃物と二酸化炭素を回収します。それによって、細胞は代謝《たいしゃ》でき、臓器や筋肉も機能を発揮できます。その循環は、主に心臓のポンプ作用によっています。

血管は、大きな血管から小さな血管まであります。心臓の拍動《はくどう》によって心臓から出た血液は動脈を通って全身の組織（の細胞）に送られます。

全身の組織や器官の細胞に届けられた血液は、毛細血管を経て静脈を通って心臓へ還流します。

以上の循環が延々とくり返されているわけです。

ところで、血液の循環は心臓のポンプ作用にのみ頼っているわけではありません。心臓に戻る静脈の血液は場所によっては重力に抗《こう》して流れています。

その典型は下肢の静脈です。人間は直立二足歩行の生活をしています。イスに座っているときや立っているときは、静脈の血液は重力に逆《さか》らって上に行こうとします。つまり、心臓に戻ろうとします。心臓のポンプ作用がじゅうぶん働かないのでたいへんです。

それをじつは、筋肉の働きが助けています。歩くなどして動いて、足を使うことによって、筋肉が収縮・拡張し、それにともなって血管も収縮・拡張します。それによって血液の流れが促進され、静脈の血液がスムーズに心臓に還ることができます。そういう仕組みになっています。

ですから、全身の血液循環においては、末端の血管の血流の良し悪しが決め手です。しかもその中で、とくに体の末端部分である手足の血流がとくに重要です。

足の裏や足の指をもむと全身の血流がよくなるといわれますが、そのとおりなのです。また、ふくらはぎをもむのもよいといわれますが、それはこの部分には足の裏よりももっとたくさん小さな静脈が分布しているためです。ふくらはぎは第2の心臓といわれますが、足の指を使うとふくらはぎが動き、心臓に還る静脈の血流が促進されます。

このように足をもむことは全身の血流を促進するために役立ちますが、中でもカナメの部分が足の指なのです。足の指は、脚、足の中でも最末端の部分です。ここの血流が滞《とどこお》ると全身の血流が悪くなるし、血流がよければ全身の血液循環が良好になります。

下肢静脈瘤がある人は口呼吸をしているかも

脚にボコボコとこぶのようなものができる症状を下肢静脈瘤といいます。静脈は心臓へ還る血液が通る血管で、血液が逆流しないように弁がついています。下肢静脈瘤は、なんらかの理由によって、この弁が壊れ、血液が滞ることで引き起こされる疾患で、静脈が拡張しています。

じつは、この症状があらわれている人には、口呼吸をしている人が多いと、当クリニック附属のフットケアセンター長から報告をされました。

下肢静脈瘤の三大要因は、長時間の立ち仕事と遺伝的体質、そして妊娠や出産が挙げられます。

妊娠・出産といえば、2章でも述べたように、口呼吸になりやすい習慣のひとつとして、妊婦さんの「ヒッ・ヒッ・フー」という呼吸法があります。口呼吸がさまざまな症状を引き起こすといいましたが、じつは、産後にリウマチになる人も多く見られます。やはり妊娠・出産は、女性の体に大きな負担をかけるということでしょう。

下肢静脈瘤に話を戻すと、最近では静脈瘤に歯周病が影響を与えているのではないかという報告もあるようです。壊れた静脈弁の部分に炎症性病変が見られ、その部分から歯周病の原因菌のＤＮＡが検出されたというのです。

たしかに、口呼吸をしていると、口の中が乾いてしまうために、歯周病が発症・進行しやすくなります。ということは、下肢静脈瘤は、口で呼吸をしているための弊害ともいえるのではないでしょうか。

やはり、足の指を伸ばして血流をよくするだけではなく、口呼吸も改善することが、足の健康にも大切なことなのです。

靴下は足の指を変形させる隠れた要因

人類が靴をはき始めたのがおよそ4万年前といわれています。そのころから足の親指の前が細くなってきているからです。靴によって締めつけられた結果とされています。

現代では足の指がまっすぐ伸びず、歩くときに足の指を使わない（使えない）要因になっているのが、靴下です。

ふつうの靴下は袋状になっていて、左右、上下から足を締め付けます。そのさいたるものは、女性のストッキングでしょう。伸縮性に富んでおり、はいたときに締め付ける力は相当なものです。

革靴をはくときにはくビジネス用の紳士靴下も、ずり落ちないように、伸縮性に富んでいます。よい製品ほど、伸縮性があり、はいたときに足を締め付けます。

こういうきつめの靴下で、とくに膝下まであるロングタイプをはいて1日仕事をして帰宅し、靴下を脱ぐと、足が拘束から解き放たれ、楽になり、ほっとします。このことから、相当締め付けていることがわかります。足を見ると、靴下の織りの跡がついています。

ふつうの長さのものでも、締め付ける範囲が狭い以外は同じです。

靴下に関しては、男性は足が蒸れて、においが発生したり、水虫が悪化したりするのを気にするものですが、それよりも留意すべきは締め付けなのです。

ストッキングやビジネス用紳士靴下をはいたとき、もっとも締め付けられるのが指です。はいたときに、指の状態を見ると、5本の指が裸足のときよりも接近し、くっ

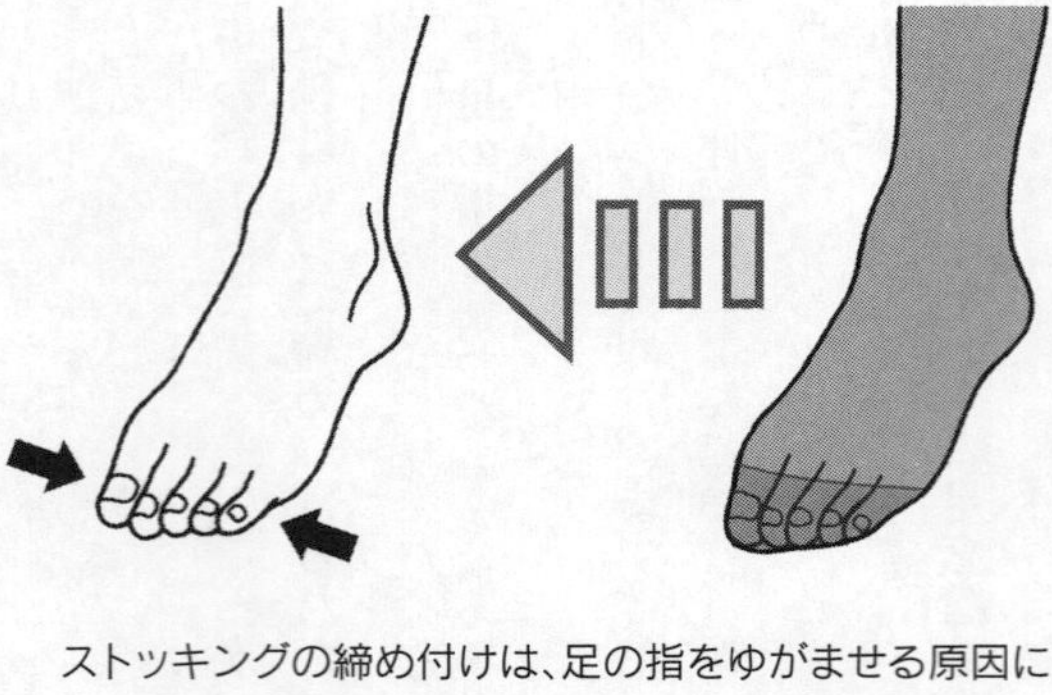

ストッキングの締め付けは、足の指をゆがませる原因に

つき合っているのがわかるでしょう。

最近はファッションのカジュアル化が進み、オフのスタイルはジーンズにスニーカー、靴下もカジュアルなものをはくのが一般的です。ビジネスのシーンでも、ビジネス用の紳士靴下ではなく、カジュアルな靴下をはくのがドレスコードとして認められるようになりつつあります。しかし、カジュアルな靴下でも、基本的な性質として、足を締め付けることに変わりありません。

靴下にスリッパの組み合わせはよくない

日本の家屋は洋風化してきて、マンションではLDK（リビングダイニングキッチン）が家族の中心の部屋になっています。そこにはダイニングテーブルとイス、ソファなどを置き、食事はイスに座って食べます。

床はフローリングが一般的ですが、日本人は床に腰を下ろす習慣があるため、ソファの周りには絨毯《じゅうたん》やカーペットを敷きます。畳の部屋は例外的存在となり、ふつうのマンションでは和室は一部屋あればいいほうです。

かつて、部屋が全部和室の家では、畳のため、当たり前ですが、靴下をはくか素足でした。長い廊下がある家では、廊下を歩くときだけスリッパをはいていました。いまでも、畳の部屋ではスリッパははかないのが常識であるし、習慣です。

それが洋室が主流になり、家の中ではスリッパをはくのがふつうになりました。靴下か素足のままでスリッパをはきます。マンション内のオフィスでも住宅と同じように靴を脱ぐスタイルのところがあり、そこではやはりスリッパをはきます。ちなみに、当クリニックには室内用スリッパはありません。

靴下か素足にスリッパの組み合わせは、いまでは日本人の生活の一部になっており、私たちは何の違和感も持っていません。

ところが、スリッパは、親指と小指の働きを束縛《そくばく》し、働けないようにします。とくに冬物のふかふかしたスリッパは、親指、小指が使えないため、階段を歩くときに転びそうになったりします。

足は、親指と小指、そしてかかとの三点でバランスを取り、体の安定を支えています。この機能をスリッパは無視している履き物です。

スリッパは足指を変形させる(レントゲン写真)

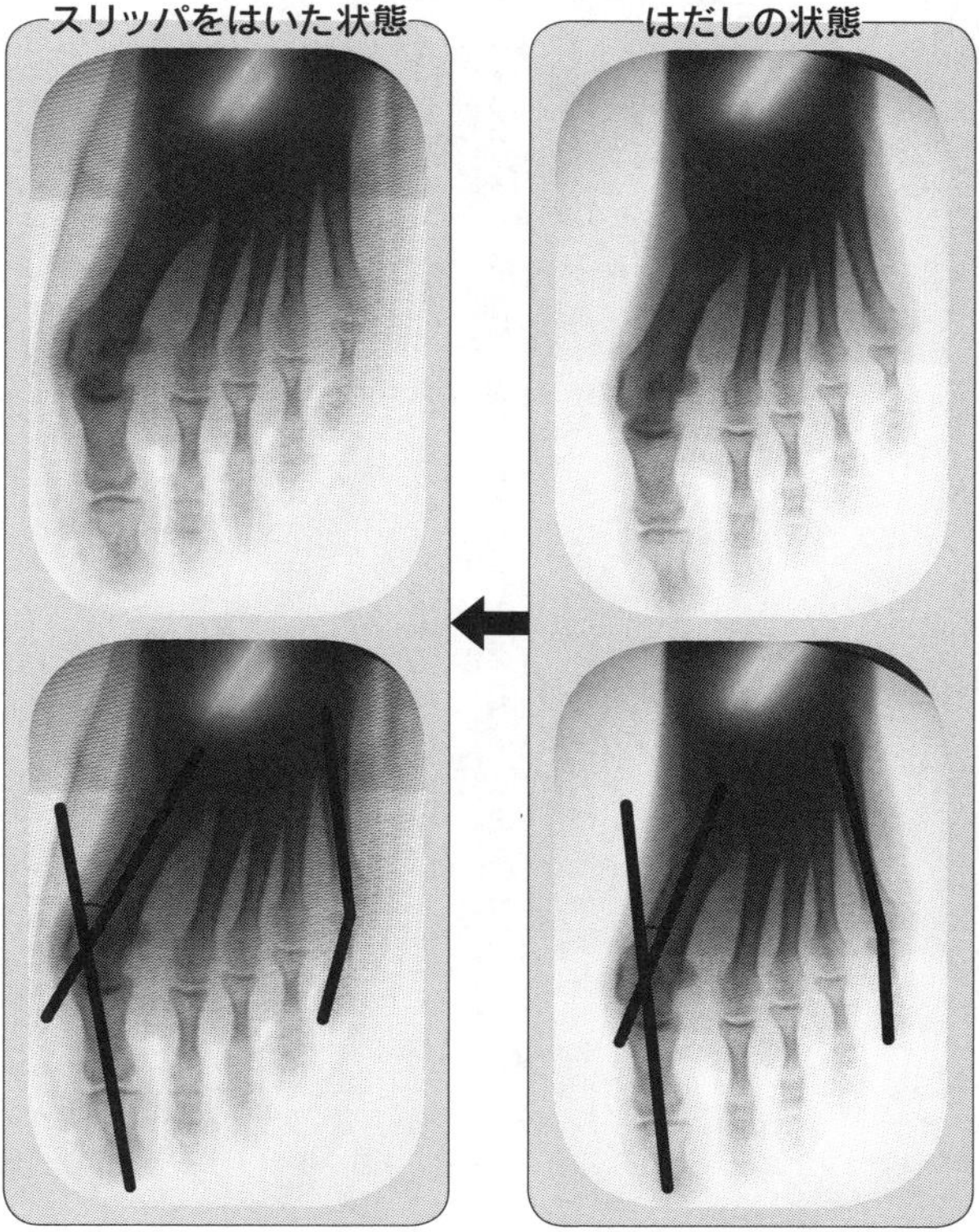

スリッパをはくだけで、親指と小指はとくに曲がってしまう。
下の写真2点は、足指がどれくらい曲がったかわかりやすくするために、同じ写真に線を引いたもの

スリッパをはいているとき、私たちはバタバタと足の底だけで歩くしかありません。すると、足の指はどんどん使われなくなり、浮き指（指が反っていて地面に接していない状態）になってしまいます。そして、この浮き指がひどくなり、内側に「くの字」を描くように変形した状態が外反母趾です。腰痛や肩こり、O脚など、さまざまな症状を引き起こします。

さらに、この外反母趾を放置していると、患部は炎症してはれあがり、歩くことはおろか、靴をはくことも困難になります。

親指の変形の代表は、この外反母趾ですが、一方、小指の変形の代表は、内反小趾《ないはんしょうし》です。

内反小趾は、小指が薬指のほうへ曲がる症状で、外反母趾と同じように「くの字」に変形し、膝の痛みやO脚などを引き起こします。

スリッパは、親指や小指を変形させるだけでなく、ほかの指までも曲げてしまうことになり、足の形をゆがめる原因になります。そして、足元のバランスが崩れれば、O脚やX脚などを引き起こし、脚全体をゆがませ、歩く姿勢や呼吸の仕方にまで影響を及ぼします。

足の指が使えないと転倒しやすくなる

足の指が伸びない靴は、ミトンのようなものです。5本の指が中央へ寄り添っています。足の指を曲げた状態ですが、それでも立てるし歩けるのは、脚の筋肉のおかげです。全身の筋肉の7割が下肢に分布しています。

しかし、足の指が使えないと、足を使って行動、活動するときに、さまざまな支障が生じます。

最近の保育園や幼稚園の児童は、転倒しやすいのが特徴のひとつです。そのわけは、足の指を使わないし、使えないからです。歩くとき、走るとき、運動するとき、指を使わないので転びやすいのです。

5本の指のうち、親指や人さし指がじゅうぶんに使えないと、つまずきやすいので、そのことも転倒しやすい原因になっています。

また、小指は体のバランスをとるためにとくに重要です。小指は、体のバランスが崩れたときに、そのことを察知するセンサーの働きをします。体がちょっと傾いたら、体は自動的にまっすぐに戻ろうとしますが、そのとき、小指がセンサーになって脳に知らせているのです。事故や凍傷で小指を失った人は、まっすぐ歩くことが困難になります。

靴が原因で転倒することもあります。駅の階段などで、かかとの高いミュールをはいた女性が転倒するのをたまに見かけますが、これも、靴のために足の指がじゅうぶんに使えないことが原因です。

転倒して頭などを打ち、それが原因で亡くなるケースも実際にあります。また、高齢の人が、ちょっと転倒しただけで死亡することもあります。おおげさではなく、転びやすいことはそういう危険をはらんでいます。

足の指をしっかり使って、大地に立ち、移動し、行動する。それは生存のための体の使い方の基本で、それがうまくできないと命に関わります。

すでに20年ぐらい前から、走っていて自転車や自動車と衝突しそうになったとき、急に体にブレーキをかけて止まることができない子供が増えてきているといわれていました。

身体能力が低下しているからでしょうが、とっさに止まることができないのは、足の指を使えないことも関係していると思われます。

足の指が曲がり、その機能をじゅうぶんに発揮できなければ、何かの拍子に転倒し、命を危険にさらすことになります。また、屈み指は、口呼吸を誘発するリスクを高めるため、口呼吸によるさまざまな病気や症状によって、健康を害するおそれがあります。舌を伸ばすとともに、足の指を伸ばすことは、健康を維持するためにも非常に重要なことなのです。

足がふらついていると噛む力が弱まる

3章の食べ方とも関係しますが、足がしっかりしていないと、噛む力が弱まります。

そのわけは、先に述べましたが、足や足の指がじゅうぶんに使えないと、全身に影響し、全身の骨格や関節、筋肉の働きを弱めるためです。

噛むことからも、足の指が伸び、歩くときにじゅうぶんに使えることが大事です。

小学校の低学年までのお子さんは、ダイニングテーブルで家族と食事するなど、大人と同じイスを使う場合、足が床につきません。子供用の脚が長いイスでも、子供の脚が床につかないのは同じです。そのため、脚をぶらぶらさせながら食べることがあります。

日々のこういう習慣は、強い足に育つ妨げになります。対策として、足置きの台をぜひ用意してあげてください。イスに座っているときも、常に足を床に接地しておくことが、足の健康にとって非常に重要です。

足の指を広げる体操「握足手《あくそくしゅ》」

足の指本来の力を発揮させ、体を安定させるための体操に「握足手」があります。やり方は簡単です。まず、一方の足から行ないます。

①左足の指と指の間に右手の指を差し入れます。指間は4箇所あるので、人さし指から小指までの4本の指を、それぞれ差し込みます。このとき、足

の指の間に、右手の指がスッと入るでしょうか。多くの人は、こじ入れるように無理矢理入れることになるでしょう。すんなりと指が入る人は少数派です。とにかく、こじ入れてでも入れてください。

②足指にはさんだ手の指をギュッと強く握りしめます。慣れないうちは痛いはずですが、慣れてくると次第に、痛みが気持ちよさに変わってきます。

①と②をくり返してください。何回行なうという決まりはありません。適当に、続けられる範囲で行ないましょう。何回か行なうと、指や指と指の間が、なんだかスッキリしたように感じるのではないでしょうか。

③最後に、左手で左足の足首を押さえ、右手で左の足指全体を握って、グルグル回します。これも適当に何回か行ないましょう。それが終わったら、つぎに左手を使って右足に同じように行ないます。

一日外出すると、その間、足は靴に閉じ込められ、程度はともかくとして、足の指は締め付けられるし、足は疲れるものです。帰宅して靴と靴下を脱いだら、この握足手を日課にして行なうようお勧めします。

足指のストレッチ「握足手」のやり方

①左の足指の間に
右手を入れる

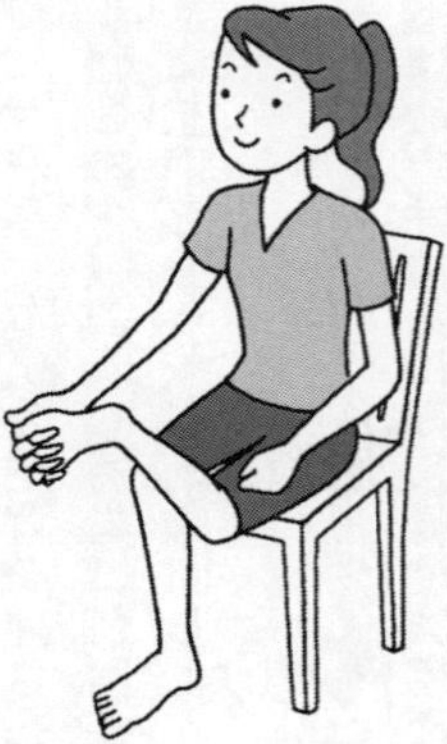

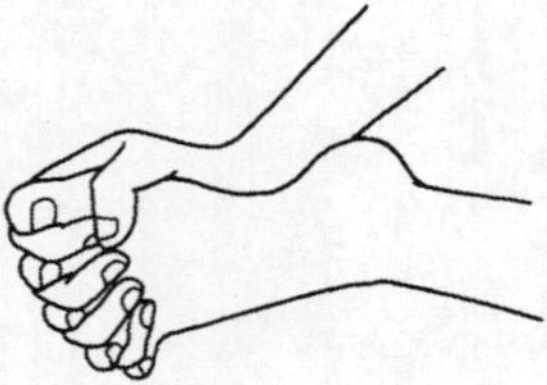

②足指にはさんだ手の指を
ギュッと強く握り締める。
①と②をくりかえす

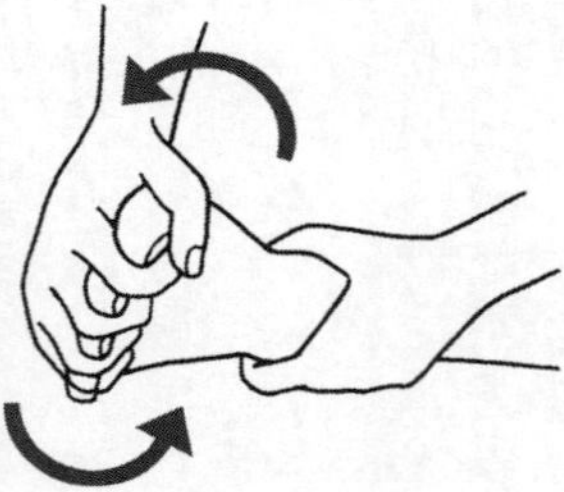

③左手で、左足首を押さえ、
右手で左の足指を握った
まま、グルグル回す。
①〜③を右足も同様に行なう

日々、継続して行なうと、足の指を広げるのに相当な効果があります。握足手を行なうと、指から指の付け根にかけての血液循環が促進されるので、足が温かくなるし、むくみが取れてきてスッキリし、足が軽くなります。全身の血液循環を促進する方法としても有効です。

「握足手」は入浴時が効果的

握足手は、「あいうべ体操」と一緒に、入浴時に行なうのがお勧めです。浴《よく》槽《そう》につかって体が温まったところで、浴槽の中で行ないます。

体が温まり、血行もよくなっているので、足指に痛みをあまり感じることなくできます。

浴槽の中では、とくに何もすることはないはずです。いつも、入浴して温まったら握足手を行なうのを習慣づけるとよいでしょう。

とくに冷え性の人には、この方法がお勧めです。冬の寒い日など、日中に体が芯から冷えると、帰宅して暖かくしてもなかなか眠れないものです。

そういうとき、就寝前に体を温めると、布団に入ってから冷えを感じなくてすみます。入浴時は、温まって血液循環が促進するうえ、握足手を行なうことによって、いっそう血行がよくなります。

お子さんがいる家では、両親が子供といっしょに入浴したさい、この握足手を遊び代わりに行なうとよいでしょう。お父さん、お母さんが子供に教えて、やってみせたり、子供にやってあげたり……。反対に子供にやってもらったりと、互いに行なったりすれば、足育にもなるし、親子のスキンシップとしてもよいと思います。

なお、シャワーだけですませるときは、就寝前に行なうとよいでしょう。足の指をじゅうぶん動かせば、それだけで足はぽかぽか温かくなるため、熟睡できます。

足の指が伸びると姿勢や歩行、呼吸が改善

ブーツをはいて歩いている女性の姿を見るといつも、どうにかならないも

のだろうかと思ってしまいます。静止しているときは美しいのですが、歩き出すと、がに股になってしまう人が多くいます。きれいなブーツがかわいそう。せっかく、可愛い、キレイなブーツをはいていても、がに股で歩いては、せっかくのブーツが台無しです。

外反母趾、そして内反小趾のために、がに股になっていると思われます。足指の変形があると、歩くときに指がじゅうぶんに使えないため、ドタドタした歩き方になります。また、その親指に不自然な力がかかるため、腰痛も引き起こします。

お洒落に敏感なのに、歩き方には無頓着なのでしょうか。それとも、ファッションさえ格好よければ、歩き方などどうでもよいと思っているのでしょうか。私感としては、がに股で歩いていることに気づいていない女性が多いように思います。

5本指の靴下[※1]をはくと、はいているだけで外反母趾が矯正され、指を使って歩くことができます。外反母趾が改善されると、がに股は自然に治ってきて、美しい歩き方に変わります。こういう女性の患者さんに、私は、5本指

※1 さまざまな5本指の靴下が市販されています。
私は「みらいソックス」を推奨しています。

の靴下をはいてもらい、「足の指をしっかり伸ばして、小股で歩くんですよ」といつもアドバイスします。

意識するかしないかは非常に重要です。

美しい歩き方ができるほど、足の指がしっかりと伸びていれば、姿勢は自然とよくなり、視線も正面を向くようになるので、舌の位置も下がらなくなり、口呼吸になるリスクも減ります。

足の指と舌は遠く離れています。一見、両者はなんの関係もないように思えますが、じつはこのように意外な関係にあるのです。

6

「鼻呼吸」を続けたら症状がみるみる改善した

●鼻呼吸の大切さを実感できる「実例報告」

難病の潰瘍性大腸炎がグングン改善

潰瘍性大腸炎《かいようせいだいちょうえん》は、免疫が関係していると考えられており、現代医学では完治にいたる治療法がなく、難病に指定されています。罹患《りかん》すると、排便の異常や血便、腹痛に悩まされます。腸の粘膜《ねんまく》には、炎症やびらん、潰瘍が生じます。

非常に難しい病気とされていますが、口呼吸を改善すると、あっけないほど簡単に症状が緩和《かんわ》してきます。

58歳の男性は、来院時、腸の炎症を抑える薬、整腸剤、注腸薬（肛門から腸内に注入する薬）、漢方薬を使用していました。問診をすると、便通は1日に10回以上に及び、血便も腹痛もあるといいます。排便をたびたびもよおすため、仕事に支障が出るし、このままよくならないのではないかとの不安に駆られている、と訴えていました。

潰瘍性大腸炎は、原因や発病のメカニズムは完全には解明されていません。

しかし、「あいうべ体操」を行なうようになると、たちまち症状が緩和することが、8割以上の方に見られます。

この男性も口呼吸が癖になっていたため、「あいうべ体操」と就寝時に口にサージカルテープを貼ることを行なうように指導しました。また、上咽頭《じょういんとう》に病巣感染《びょうそうかんせん》（上咽頭炎）があったので、点鼻薬の治療を始めました。

するとなんと、翌日から、血便がなくなったのです。これには本人もびっくりしていました。

1か月後には、1日の便通の回数は平均で5回程度へと半減しました。腹痛もなくなり、仕事中の排便への不安はかなり解消されてきたとのこと。この時点で、主治医が薬を半分に減らしてくれました。大腸カメラの検査を受けましたが、大きな問題はなく、粘膜面にびらんが認められた程度でした。

半年後には、下痢はすっかり解消し、排便の回数は1日3回程度になり、服用する薬の量も4分の1になり、注腸薬は不要になりました。血便、腹痛もなく、血液検査の結果も改善し、体調もとてもよくなりました。自信が持てるようになり、こんなに早くよくなるとは思わなかったと、正直な気持ちを吐露《とろ》しています。

その後、大腸カメラの検査も一段と改善してきています。

潰瘍性大腸炎は、クローン病とともに、腸の炎症性疾患《しっかん》に分類されています。潰瘍性大腸炎では、炎症が腸に広がっています。炎症は免疫応答の結果です。

口呼吸と潰瘍性大腸炎の関係については、潰瘍性大腸炎の一因は感染といわれています。この男性は前述したように、上咽頭の病巣感染がありました。扁桃《へんとう》病巣感染もあると思われます。これら病巣感染は、体のさまざまな場所での免疫性の疾患の発症やその症状の悪化に関係や影響を及ぼします。潰瘍性大腸炎もそのひとつで、それによって腸に炎症が生じていると考えられます。

現象を見ると、口を閉じ、鼻呼吸に改めるだけで、炎症が減少してくると解釈できます。

それにしても、難治性の疾患が、ただ口呼吸の習慣を改めるだけで、いとも簡単に改善してきます。この事実に、医師も患者さんも注目してほしいものです。

半年で潰瘍性大腸炎とアトピーの薬が不要に

アトピー性皮膚炎と潰瘍性大腸炎は、病気は異なりますが、発症の要因には共通点があります。

26歳の女性は、幼小児のころからのアトピーに加え、10代に潰瘍性大腸炎を発症しました。当クリニックを受診する1年前からは、湿疹《しっしん》がひどくなりました。

初診のとき、皮膚の湿疹は、ステロイドの外用薬を使っていて、落ち着いているように見えました。潰瘍性大腸炎のおなかの症状も、薬の服用によって一応落ち着いているとのこと。ちなみに、便は軟便です。眠りが浅いのも悩みだといっていました。

なんとかふたつの病気の薬を減らしたいと願って、当クリニックを頼ってこられました。

アトピー性皮膚炎と潰瘍性大腸炎は、ともに口呼吸が関係する病気の代表格です。この患者さんも、口呼吸の習慣がありました。また、鼻が詰まっていましたが、それが口呼吸の一因になっているし、さらにこのふたつの病気の発症と関係がありました。

治療は、なにはさておき、口呼吸を改善することで、「あいうべ体操」を1日に50回行なうこと、就寝時に口にサージカルテープを貼ることのふたつを伝えました。

1か月後には、かゆみが激減し、湿疹も大幅に改善し、腹部の状態もよくなって、ふつうの便が出るようになり、ふたつの病気ともに薬を半分に減らすことができました。

血液の炎症反応が陰性になり、このことからも、潰瘍性大腸炎が改善してきていることがわかりました。

開始から3か月後には、便はふつうの状態のものが1日に1～2回になり、潰瘍性大腸炎の薬は当初の5分の1に減りました。また、鼻の通りもよくなり、肌の調子も改善してきました。

これには、鼻の通りがよくなったから、肌の調子がよくなったという面があります。体調は上々です。

開始から半年後には、アトピー、潰瘍性大腸炎ともに、薬を飲まなくても調子がよくなりました。時々肌が乾燥するので、そういうときには保湿剤を塗っています。

おそらく、この患者さんは、口呼吸をしないように心がけていれば、ふたつの病気ともに、いまのよい状態が続くでしょう。たまに就寝時に口にサージカルテープを貼るのを忘れると調子が崩れてしまう、と本人がいっていますが、そのことを重々自覚し、気をつけるようにアドバイスをしています。

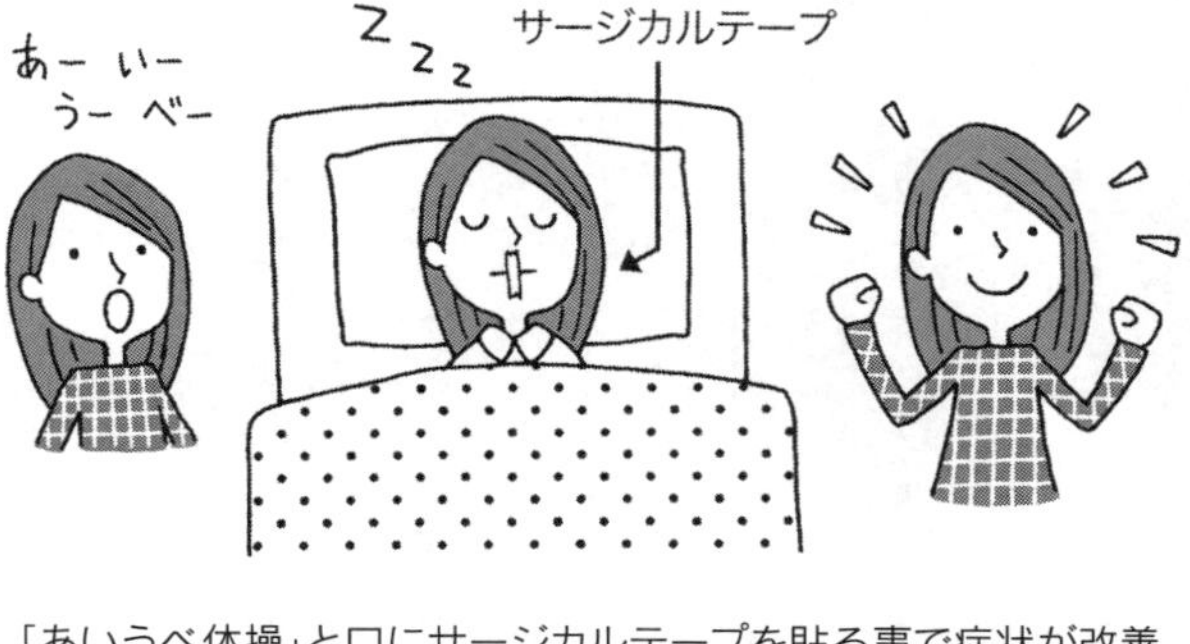

「あいうべ体操」と口にサージカルテープを貼る事で症状が改善

眠れないほどつらい湿疹が1か月後には完治

アトピー性皮膚炎は、「あいうべ体操」の効果が非常によくあらわれる典型的な病気のひとつです。

30歳の主婦は、当クリニックを受診する8か月前から、アトピー性皮膚炎と主婦湿疹（水仕事などによる手のかぶれ）が出るようになり、妊娠後にひどくなったとのこと。それまで皮膚科を5か所受診したとのことでした。

それが「あいうべ体操」を行なうようになったら、2週間後には湿疹が一時ひどくなりましたが、1か月で改善し、その後もよい状態が保たれています。現在、第2子を妊娠していますが、湿疹は出ていません。

同じく30歳の主婦は、福岡で活躍している落語家の弟嫁です。以前からアトピー性皮膚炎があったうえに、妊娠してから、手にひどい湿疹がいくつも出るようになりました。湿疹から汁が出てきて、とてもかゆく、そのために眠れず、慢性的な寝不足に陥ったそうです。

義母とその落語家が、私の知り合いで、ふたりとも「あいうべ体操」のことをよく知っています。

義母がいうには、嫁は以前から、口元を見ただけでそれとわかる口呼吸だったとのこと。そのため、「あいうべ体操」を行なうように勧めたそうですが、本人は真剣にはやっていなかったようです。そこで、みらいクリニックを受診すればよいとアドバイスした結果、診察にやってきました。

診察し問診しましたが、明らかな口呼吸の習慣の持ち主です。「あいうべ体操」を毎日60回行ない、1か月後にもう一度診察に来るように伝えました。

さすがに、真剣に行なったようで、2週間後に再び診察に来ましたが、この時点で湿疹はきれいになっていました。ただし、乾燥してひび割れ、かゆくなったというので、ワセリンを処方し、塗るように指導しました。

「あいうべ体操」開始から1か月後には、湿疹は完全に治りました。アトピー性皮膚炎も出ていないとのこと。それ以後、油断して「あいうべ体操」を一時さぼって中断したところ、少し湿疹が出たそうですが、慌てて毎日実行したところ、すぐにおさまり、それ以来、再発していないそうです。

10年来の湿疹が治り頭痛、肩こり、腰痛も改善

53歳の女性は、最初、頭痛、肩こり、腰痛を訴えて、当クリニックに診察に訪れました。問診をしたところ、10年ほど前から、右外耳道《がいじどう》と乳房（乳首）の湿疹とその浸出液《しんしゆつえき》に悩まされていると打ち明けられました。皮膚科に通ってもよくならなかったそうです。

問診で聞き取りをし、さらに検査を行なった結果、慢性的に口呼吸の習慣があると確認できました。そこで、毎日、「あいうべ体操」を実行することと、就寝時に口にサージカルテープを貼るように指示しました。

真面目な人で、熱心に行なったようでした。半年後には、外耳道も乳首も湿疹ができなくなり、浸出液に悩まされることもなくなりました。

あまり多くの人は知らないと思いますが、耳や乳房といった場所に湿疹ができる場合が実際にあります。これはアレルギーで、しかも原因として口呼吸が関係しています。ですから、一般の皮膚科にかかって塗り薬を処方され

ても一時的な改善しか得られません。

その翌月も受診されましたが、顔のシミが薄くなったと喜んでいました。

その後も「あいうべ体操」と就寝時の口のサージカルテープを続けています。以前は、季節の変わり目には風邪をひき、鼻炎になるし、とても寝苦しかったのが、風邪をひくことも鼻炎になることもなくなったそうです。頭痛、肩こり、腰痛も改善してきています。

この患者さんは、口呼吸を直した結果、いろいろな病気や症状が改善してきました。この女性の例からも、口呼吸が健康と病気、症状に、全身的に深く影響することがわかります。

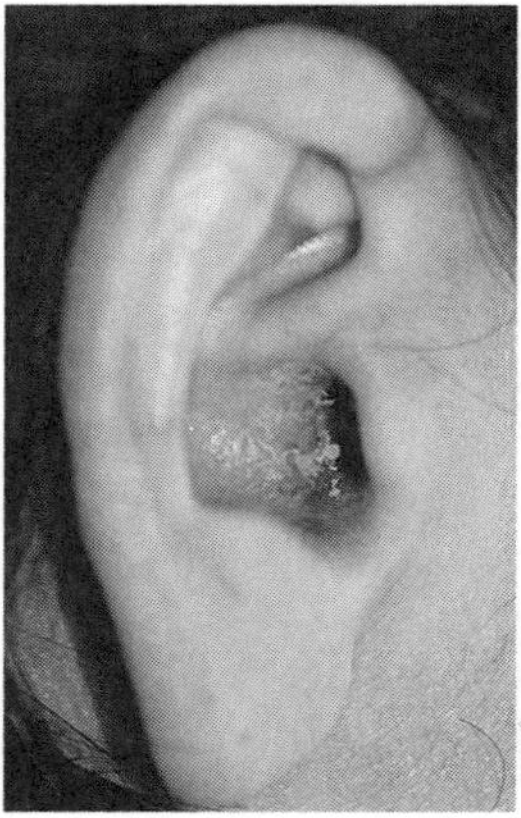

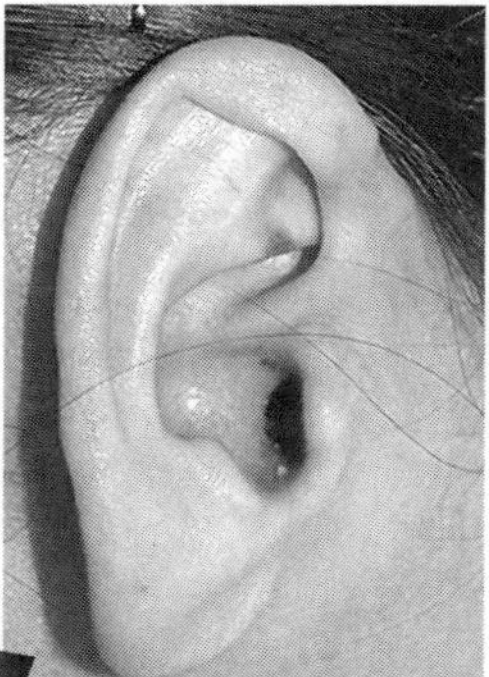

右外耳道の湿疹が
3か月後には、ほぼキレイに

関節リウマチと鼻翼のかさぶたが同時に改善

数十年前から関節リウマチがある女性のケースです。2年前に当クリニックを受診し、「あいうべ体操」を行なうようになりました。

すると、数日後から痛みが和らいできました。その後もずっと「あいうべ体操」を続けていて、リウマチの症状は改善し、本人によると、痛みのことが頭から完全に去っていることもあるそうです。

また、この女性は、数十年前から、いつも左の小鼻（鼻の鼻翼《びよく》）にかさぶたができていました。春先など季節の変わり目によくできていたそうですが、これは一種のアレルギーです。顔の中心で人目にもつくため、それを気にして、春先などはいつも憂鬱《ゆううつ》になっていたといいます。

ところが、「あいうべ体操」を行なうようになってからというもの、このかさぶたができなくなり、家族もびっくりしたそうです。

関節リウマチなどの自己免疫疾患やアトピー性皮膚炎などのアレルギー

は、口呼吸の習慣がある人が多く、病気の発症や症状の悪化に口呼吸が影響しています。この女性は、「あいうべ体操」を実践したら、関節リウマチと鼻翼のかさぶたが同時に改善してきたことから、そのことを裏付ける格好の症例といえます。

関節の痛みと顔のむくみがとれた

前項と同じように、56歳の女性も、当クリニックを受診する2年前に関節リウマチと診断され、以来、薬を処方され、服用を続けていました。

服薬によって、リウマチ特有の手の指のこわばりや関節の痛みは減ったのですが、免疫抑制剤と抗リウマチ薬を続けることが不安になり、できれば薬を減らしたい、少しでも薬を減らすことができないだろうか、との希望を抱いて受診したとのことでした。

診察したところ、頸部《けいぶ》から肩、背中上部の関節痛や筋肉痛が目立ちました。口呼吸の習慣があることは明らかで、顔にむくみがありました。そこで、薬の服用は従来どおり続け、「あいうべ体操」と就寝時の口テープを行なってもらうことにしました。

すると、2週間で、むくみが取れ、顔がほっそりとしてきました。また、首の痛みが少し軽くなりました。1か月後には、肩の動きがよくなり、肩、背中などの関節の痛みも改善してきました。そこで、抗リウマチ薬の服用を中止しましたが、痛みは悪化することなく、よい状態が続きました。

受診から2か月たったころには、口をしっかり閉じることができるようになり、口呼吸の癖はほぼ直ったと思われました。友人からは、「痩《や》せたの?!」と聞かれるほど、顔は細くすっきりとしてきました。痛みもずいぶん楽になり、血液検査でも白血球数、炎症値の改善が確認できました。

現在では、リウマチ専門医の間では、オーラルケアはリウマチ治療の基本と位置づけられていますが、それは歯周病を念頭に置いてのことです。口呼吸の癖を直し、本来の鼻呼吸が身につくと、唾液《だえき》の分泌《ぶんぴつ》が正常になり、そのことが歯周病やリウマチの改善によい影響を及ぼします。

なお、リウマチに用いる免疫抑制剤は、免疫を低下させることによって、症状の緩和を図《はか》るものです。痛みは減りますが、免疫の低下はそれ自体が健康にとって問題です。この女性は、いまはまだ免疫抑制剤を服用していますが、このままよい状態が続き、本人が自信が持てるようになれば服用をやめられるでしょう。

歩行困難な状態が呼吸と足指の改善で回復

64歳の関節リウマチの女性は、ひとりでは歩けないため、娘さんがイギリスから帰国するのを待って、今年（平成24年）3月13日に来院されました。リウマチによる膝《ひざ》と外反母趾《がいはんぼし》の変形が急速に進んできたとのこと。足の裏にはウオノメができ、骨が変形し、床に足が付けられない状態でした。これでは歩くことができないのは当然でしょう。家事もできないし、家に引きこもりがちだといいます。

これまでリウマチ専門病院に通い、薬を服用してきましたが、骨や関節の変形は進んできて、手術以外に治す方法はないといわれたそうです。

リウマチの原因として口呼吸が関係していると考えられましたが、リウマチによる足の指の変形もまた、口呼吸を促進する要因になります。呼吸と足の指の両面からアプローチする必要があります。そのため、この日は、話を聞くことにとどめ、次回から具体的に始めることにしました。

2回目の診察は3月31日でした。足の変形に対して、足に合う靴を選び、足の変形を矯正《きょうせい》するインソールを作成し、5本指の靴下もはいてもらいました。この靴と靴下を着用してもらったところ、ふつうに歩けることを実感できたようでした。

そして、「あいうべ体操」と就寝時に口のサージカルテープを貼ることのふたつを毎日行なうように伝え、それらのやり方を指導しました。

このように対応したところ、たちまち効果があらわれ、歩くときに膝の関節や足の指はもちろん、リウマチそのものの痛みも起こらなくなったのです。そして、なんと4月5日から11日までの間、娘さんがいるイギリスに旅行に行けるまでに改善されたのです。旅行中、足は快適で、どんなに歩いても、膝や足の指は痛くなかったそうです。

28日に来院し、以上のことを目を輝かせて報告してくれました。「あいうべ体操」と就寝時の口テープは、きちんと守って実行しているとのこと。家の中では素足で歩けるし、家事もできるようになったといいます。また、月に1回の検査で、CRP（炎症の指標）が以前の6~7から、1・5に改善したそうです。急速に、大幅に改善したことがわかります。

その後は6月2日に来院しましたが、経過は順調で、膝や足の指に痛みはないし、足の指に力が入るようになったとのこと。CRPは1・5のまま変わっていません。

関節リウマチは難病です。完全に治癒すると言い切ることはできませんが、このように呼吸と足の指の両面から対応することによって、症状はいとも簡単に解消でき、日常生活を何不自由なく過ごせるまでに回復できます。

パニック障害が改善し再就職できた

10代のある女性は、当クリニックを受診する2年前にうつ病を発症しました。不眠と過食に悩んでいましたが、仕事のストレスでパニック障害を起こしたことが原因のようでした。リストカットをくり返していたといいます。

初診のさい、顔を見ると、口は半開きで、視線は下がっています。口呼吸が習慣になっているのは一目瞭然ですし、視線が下がっているのはうつの人の特徴のひとつです。

彼女は結局、退職し、ストレスはなくなったものの、何もすることがなく、やる気も湧かないし、動けない状態とのことでした。薬は、精神安定剤のトランキライザーに抗うつ薬を2種類、睡眠導入薬を3種類、処方されていました。

そこで、「あいうべ体操」と就寝時に口にサージカルテープを貼ること、そして、両側の歯でよく嚙んで食べることの3つを実践するように伝えました。口を閉じるという単純なことが、この女性にとってはたいへんなことのようで、少し不安そうな顔をしていました。

1か月後、少し動けるようになり、たいへんだけど口を閉じることを意識できるようになったとのこと。以前は口が乾き、水分を頻繁にとらなければならなかったのが、飲まなくてもよくなったといいます。

これは、口呼吸が改善してきた証拠です。

また、過食はするものの、パニック障害は起きていません。開始から3か月後には、過食が解消し、肌に艶《つや》が出てきました。しっかりと咀嚼《そしゃく》できているようで、その賜物でしょうか、体重が2・5kg減り、体が引き締まってきました。ずいぶんと動き、いろいろなことができるようになったようでした。

こうして、開始から半年後には、薬を全部やめることができ、運転免許の講習に通うようになりました。開始から1年後には再就職し、一生懸命仕事に励《はげ》んでいます。体調はとてもよいとのことで、このままよい経過をたどり、うつから完全に脱することができました。

うつ病は現代に蔓延《まんえん》しており、病態も多様化し、最近では若い人に新型のうつが増えているといわれます。いろいろなタイプがあるといわれますが、共通しているのは、口呼吸が影響している場合があることです。うつの人は、姿勢が悪く、視線が低く、下唇が厚いなどの特徴があります。

口呼吸を改善すると、数年越しのうつが着実に改善してきます。5年間、抗うつ薬を服用し続けた人が、口呼吸の改善を図ったところ、うつから脱却でき、半年後には薬がいっさい不要になったケースもあります。

鼻呼吸にしたら血圧も正常値に近づいた

「あいうべ体操」を行なうと、高血圧も改善してきます。

68歳の女性は、高血圧で5種類もの降圧剤を服用しており、降圧剤の服用量を減らしたいといって、私のクリニックに来院されました。

問診をすると、2人目のお孫さんが生まれて忙しかったとのこと。張り切ったようですが、心身に負担になったのでしょう。そのことも、血圧に悪い影響を及ぼしたようです。

口の中が乾きがちとのこと。ため息もよくつくとのことで、口呼吸の習慣があるとはっきりわかりました。この女性はまた、過去に虫垂炎《ちゆうすいえん》を患《わずら》ったことがあり、そのことからも、以前から口呼吸の習慣があると考えられ、口呼吸が血圧を上げる一因となっていると推測されました。

そこで、「あいうべ体操」を毎日実践することと、就寝時に口にサージカルテープを貼るように指導しました。また、ため息の癖は口呼吸の原因となるので、しないように注意するよう、アドバイスしました。

こうして、鼻呼吸推進のメソッドを実践するようになったところ、1か月後、血圧は上（最大血圧。収縮期血圧）が159ミリ、最下（最小血圧。拡張期血圧）が65ミリに下がったのです。降圧剤は3種類に減らしました。

3か月後には、血圧は147―72ミリに下がり、降圧剤は2種類に。よく眠れるし、ストレスはあるものの、体調はまずまずで、降圧剤の種類が減ったのが何よりうれしいと、喜んでいました。

6か月後には、春になって暖かくなったこともあり、降圧剤の種類は2種類のまま、それぞれの服用量を半分にしました。診察時の血圧は151―75ミリでしたが、家庭血圧はもう少し低く、最大血圧は130ミリ程度とのこと。ほぼ正常に近づいてきました。

現在、本人は薬をやめるのもこわい気がする、このまま服用を続けたいと希望しており、その処方内容の服用を続けています。降圧剤をいっさいやめてもよいと思いますが、本人の意向をくんで、服用を中止するように勧めてはいません。

この患者さんのように、口呼吸が血圧に悪い影響を及ぼしていると考えられる患者さんは少なくありません。

なぜ、口呼吸が血圧を上げる要因となるのでしょうか。

口呼吸の習慣があると、脳への酸素や血液の供給が減ります。それは脳にとって非常にストレスになり、自律神経のバランスを乱します。そのため、血圧が高くなりやすいと考えられます。

慢性的なせきやぜんそくも短期間で改善

慢性的なせきも、口呼吸が影響している場合があります。慢性的なせきをする人は、発作があらわれるとき以外にも、気管支《きかんし》に炎症が起きています。口で呼吸をしていると、乾いた冷たい空気が直接体内に入り込むため、口腔《こうくう》内《ない》や喉《のど》を痛め、細菌やウイルスなども侵入し、粘膜の炎症や収縮を引き起こすのです。

紹介するのは52歳の女性です。小児ぜんそくを患っていましたが、成人するころにはおさまっていました。しかしその後、年を経ると徐々に、症状はかたちを変えて出るようになりました。

いったん、せきが出るようになると、それが慢性化します。風邪をきっかけに、せきが出るようになると、長引き、せきが出続けます。そのため、呼吸困難に陥ることもあったとのこと。また、ちょっとしたことで、喉を痛めてしまうとのことでした。せきぜんそくとも診断されたこともあったそうです。

当クリニックへ初めて診察にみえたおり、呼吸音聴診を行ないましたが、喘鳴《ぜんめい》（気管支が収縮するときに、この音がする、ぜんそくの特徴）がありました。

この女性のように慢性的なせきがある場合やぜんそくも、口呼吸が原因として関係しています。

「あいうべ体操」と就寝時に口にサージカルテープを貼ることのふたつを実

践したところ、1週間もすると、せきが出なくなりました。また、その後は風邪をひかなくなりました。

以前は、ちょっとしたことで医療機関を受診していましたが、そのようなこともなくなり、体調もよくなりました。呼吸困難を引き起こすこともなく、元気に過ごしています。

便通、不眠が改善し、やる気もわいてきた

口呼吸の改善を図るのに、年齢は関係ありません。90歳の女性は、今年（平成24年）の4月から、「あいうべ体操」を行なうようになったところ、なんと1週間でさまざまな効果が得られました。

この女性は、義理の息子さん（娘の夫）が「あいうべ体操」の実践者で、その息子さんから、あいうべのやり方を教わったのです。

その息子さんによると、まず、便通が格段によくなり、睡眠の質がアップしました。本人いわく、「とてもよく眠れるようになった」と。

「あいうべ体操」は、毎日、テレビを見ながら行ない、さらに入浴時にも浴《よく》槽《そう》につかって行なっているとのこと。こうして続けたところ、息子さんから見て、90歳の義理のお母さんは、よく笑うようになり、外出するようにもなったそうです。

以前は、部屋に閉じこもり気味で、息子さんが「たまには外に出て散歩したり、人と話をしたら」と、いくら勧めても、いうことを聞いてくれなかったとのこと。それがいまでは、自ら進んで散歩に出かけ、近所の知り合いと話をするようになったというのです。

坂道を登って近所の公園まで花見に行ってきたり、庭の草むしりをしたりと、かつては見られないほど行動的になってきたそうです。

また、息子さんから見て、顔が全体的に小さくなり、とくに首からあごにかけてのラインがスッキリしてきたとのこと。さらには、高額なサプリメントを飲んでいましたが、それも自分の意思でやめたそうです。

このような変化を息子さんはたいそう喜んで、「やはり『あいうべ体操』はすばらしい」と報告してくれました。

この息子さんのいうとおり、「あいうべ体操」は、お金はかからないうえに、一般のサプリメントよりもはるかにさまざまな健康効果が得られます。やる気が起きることも、「あいうべ体操」の特徴のひとつです。

なお、この女性は、糖尿病があります。「あいうべ体操」を始めるより前から食事療法を行なうようになっていて、血糖値も血圧もよくなってきていたと聞いていましたが、私のクリニックの患者さんではないので、治療も指導もしていません。「あいうべ体操」が血糖値や高血圧によい影響を及ぼしていると思われますが、それについては報告を受けていないので、残念ながらわかりません。

健康維持と病気予防にはやはり鼻呼吸がいちばん

先に紹介した90歳の女性の義理の息子のケースです。

この男性は、17年前から、寝るときに口にテープを縦に貼っています。彼がいうには、風邪をひかないために行なっており、実際、風邪をひかないといいます。また、よく眠れるそうです。

商品の説明をするのが仕事で、職業柄、喉を痛めることが多いそうです。繁忙期の2か月間は毎週土日、朝から夕方までずっと話をするといいます。喉を自衛するための方法として、就寝時の口へのテープを考えついたようですが、理に叶っています。

なぜなら、しゃべりっ放しの生活では、唾液の分泌が減るし、口の中に空気が入るので、口の中は乾燥します。こういう口内環境では、喉がやられるし、風邪やインフルエンザに感染しやすくなります。

それを防ぐために、就寝時の口へのテープは非常に有効です。

彼はいまでは「あいうべ体操」も毎日行なっています。会う人ごとに、「法令線が薄くなり、若返ったね」といわれるそうです。本人によると、顔が締まってきたことは確かで間違いないとのこと。

「あいうべ体操」と就寝時の口へのテープをセットで行なえば、鼻呼吸対策は万全です。その結果、健康維持、病気予防の効果が得られているうえ、美容、若返り効果も得られています。

おわりに――

「あなたの、いまの呼吸法は間違っている！」と刺激的なサブタイトルをつけましたが、いまのままでは日本人の呼吸様式が変わってしまうかもしれないという危機感からです。口呼吸が当たり前のようになっている状況を変えたいと、切に願っているのです。

「何事にも王道はない」、これが、私がさまざまな治療を経験してきて得た結論です。

この本でお伝えしたのは、当たり前のことばかりです。当たり前のことをきちんと継続できれば、健康は取り戻せます。ただ、当たり前のことは〝おもしろくない〟のです。いろいろな健康法が提唱されていますが、そのどれでも良いと思います。大切なことは、続けることです。三日坊主になりがちですから。

「あいうべ体操」は、続けられることを目標に提唱してきました。続けるためには、続けない言い訳や理由を一つひとつ解消していくことです。そうすると、必然的に続けることができます。

私は診療のかたわら、全国で健康に関する講演会を行なっています。その会場では、参加者も、初めのうちは、半信半疑で話を聞いています。ところが、具体的な症例を紹介すると、とたんに「口呼吸が体に与える影響」に驚いて、それまでポカンと開きがちだった口が閉まるようになります。それでもまだ口が開いているような人は重症です（笑）。そして、続ける意志と理由が生まれてきます。そうなればしめたものです。

おもしろくない健康の話をどうやっておもしろく伝えることができるのか、これは大問題です。せっかくの良い話も相手に伝わらなければ意味がありません。ですから、難しい話をわかりやすく噛《か》み砕いて伝えていくことが、私の医師としての役目だと思っています。

小学生、中学生にも、体の使い方で大切なこと、間違ってはいけないことを、教育することも私の務めだと考えます。「食育」という言葉と同様、呼吸の正しい使い方を育ち盛りの子供に教える「息育《そくいく》」をご家庭や学校、地域で取り組んでいただければ、とてもうれしく思います。

そして治療は、なるべく体だけではなく、お財布の負担にならないものから始めることです。舌の位置を上げ、鼻呼吸を徹底する。これは、お金もかからず、そして今この瞬間から実行できます。これまで幾度となく述べてきたように、呼吸と食は、体づくりの基本です。そして、呼吸は食よりも変えることが簡単で効果も早く出ます。

「こんなに楽になるんだったら、もっと早くやっておけば良かった」という声を外来でよく聞きます。自分の努力で健康が取り戻せるとしたら、こんなに素晴らしいことはありません。

あなたの体に眠っている、治る力を引き出すには、今この瞬間から呼吸を変えることです。

私の夢は「鼻呼吸を日本の文化に」です。

これからの日本人のために、医療費を削減していくのは、私たち大人の役目だと思います。そのために、手っ取り早くできることは、鼻呼吸への転換です。ぜひ、私の夢にお力を貸してください。

この次は、ぜひ講演会場でお目にかかりましょう。

◉左記の文献等を参考にさせていただきました――

『きれいに死にたい』鈴木公子（風濤社）
『顔・からだバランスケア』筒井照子（医歯薬出版）
『口から脳を活かすトータルヘルス』荒井正明（文芸社）
『病気が治る鼻うがい健康法』堀田修（角川マーケティング）
『うつぶせ寝健康法』
日野原重明〈監修〉、川島みどり〈著〉、丸川征四郎〈著〉（ベストセラーズ）
『よくかむ日曜日ごはん』
鈴木設矢、大河内淑子、鈴木晴子、田邊慎一郎（オーラルアカデミー）
『食卓の向こう側〈第13部〉命の入り口 心の出口』
西日本新聞社「食くらし」取材班（西日本新聞社）
『なぜヒトの脳だけが大きくなったのか』濱田穣（講談社）
『じょうぶな子どもをつくる基本食』幕内秀夫（講談社）
『はじめよう！歯科医院での食生活指導』幕内秀夫（医歯薬出版）
『「足の指」まっすぐ健康法』松藤文男〈著〉、今井一彰〈著〉（河出書房新社）
『免疫を高めて病気を治す口の体操「あいうべ」』今井一彰（マキノ出版）
『薬を使わずにリウマチを治す5つのステップ』今井一彰（コスモの本）

KAWADE
夢文庫

正しく「鼻呼吸」すれば病気にならない

二〇一二年八月一日 初版発行
二〇一八年六月二五日 3刷発行

著者……今井一彰
企画・編集……夢の設計社
東京都新宿区山吹町二六一〒162-0801
☎〇三―三二六七―七八五一（編集）
発行者……小野寺優
発行所……河出書房新社
東京都渋谷区千駄ヶ谷二―三二―二〒151-0051
☎〇三―三四〇四―一二〇一（営業）
http://www.kawade.co.jp/
装幀……川上成夫＋塚本祐子
印刷・製本……中央精版印刷株式会社
組版……アルファヴィル
Printed in Japan ISBN978-4-309-49845-4